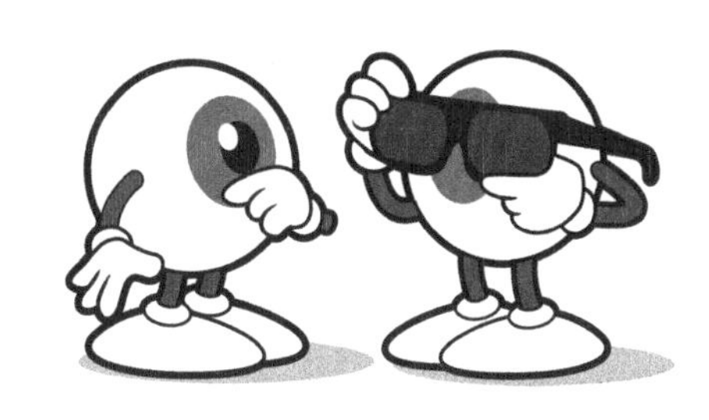

眼部健康与疾病防治

Yanbu Jiankang Yu Jibing fangzhi

姜浩 | 主编

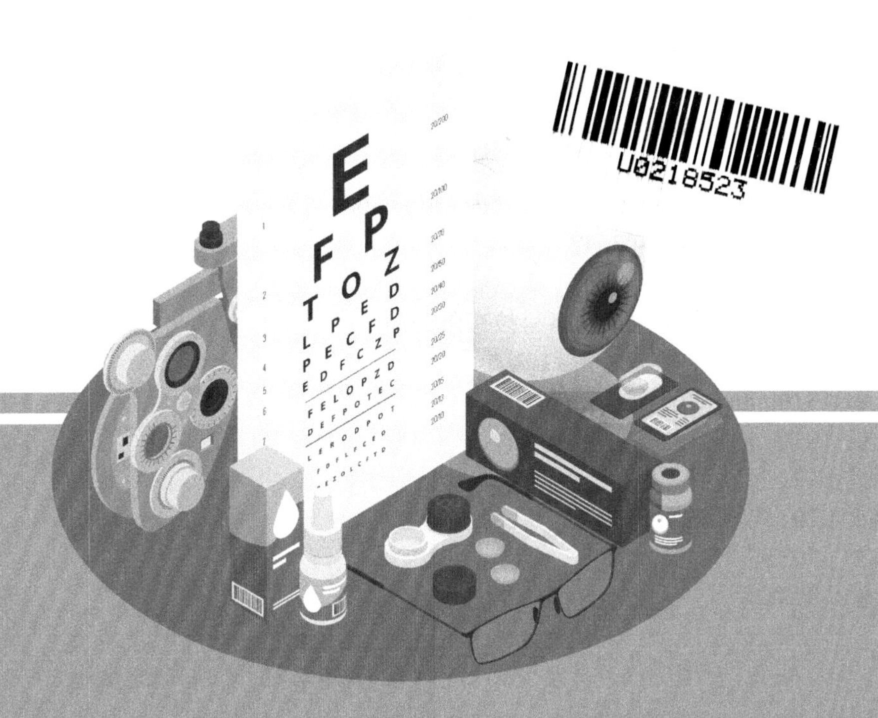

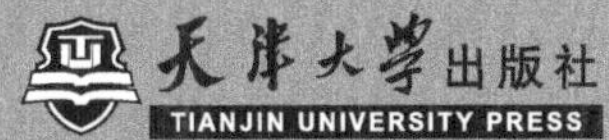

图书在版编目(CIP)数据

眼部健康与疾病防治/姜浩主编. —天津：天津大学出版社，2023.9
ISBN 978-7-5618-7565-0

Ⅰ.①眼… Ⅱ.①姜… Ⅲ.①眼病－防治－普及读物 Ⅳ.①R77-49

中国国家版本馆CIP数据核字(2023)第136606号

出版发行 天津大学出版社
地　　址 天津市卫津路92号天津大学内（邮编:300072）
电　　话 发行部:022-27403647
网　　址 www.tjupress.com.cn
印　　刷 北京盛通商印快线网络科技有限公司
经　　销 全国各地新华书店
开　　本 710mm×1010mm 1/16
印　　张 9.75
字　　数 192千
版　　次 2023年9月第1版
印　　次 2023年9月第1次
定　　价 37.00元

前　言

当前，随着我国经济快速发展、人口老龄化进程加快以及人民群众对眼健康需求的不断提高，我国眼病防治任务愈发艰巨。我国仍然是世界上致盲和视觉损伤患者数量最多的国家之一，年龄相关性眼病患病率升高、青少年屈光不正等问题日益突出。眼健康科普任重而道远。

《眼部健康与疾病防治》兼顾科学性与通俗性，深入浅出地为读者提供了关于眼部常识、眼部疾病、眼部治疗和眼部预防的重要信息。本书共分为四章，是您了解眼部健康的重要指南。

第一章“眼部常识知多少”，将带领大家认识自己的眼睛，了解常见的眼科检查以及日常生活中的眼部小知识。本章将使您对眼睛的常见问题有更好的理解，为了解后续章节的内容打下坚实的基础。

第二章“眼部疾病知多少”，对高发的角结膜干燥症（后文简称为干眼症），生活中常见的几种眼病，婴幼儿、儿童和青少年、中老年常见的阶段性眼病以及其他眼病一一进行了介绍。您将学到这些眼部疾病的临床表现、分类及可能的致病原因，从而扩展您对眼部疾病的认识。

第三章“眼部治疗知多少”，涵盖了屈光相关问题、白内障、青光眼、黄斑疾病及其他眼部疾病的治疗，您将了解各种治疗方法的原理、效果和风险，让您和家人心中有数，不至于忐忑不安。

第四章“眼部预防知多少”，我们分享了一系列眼部疾病预防措施和建议，包括屈光相关问题、青光眼、年龄相关性黄斑变性和眼外伤。此外，本章还通俗易懂地阐述了心理健康、饮食和运动对预防眼部疾病的重要性，让我们更加科学地知道如何维护眼部健康。

希望本书可以为广大读者答疑解惑，唤起大家对眼健康的关注和重视，推动我国大众健康素养的提升，为构建“健康中国”添砖加瓦。感谢您选择阅读《眼部健康与疾病防治》，由于成书时间有限，书中可能存在错漏、疏忽之处，竭诚欢迎读者和专家批评指正。

前　言

目　录

第一章

眼部常识知多少

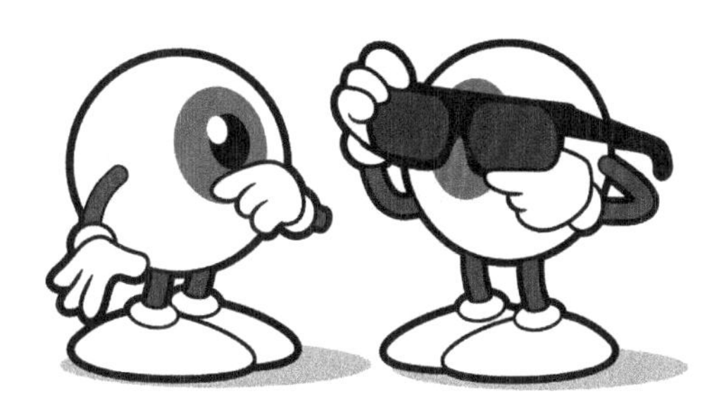

“两颗黑葡萄，长在人脸上；白天开天窗，黑夜关紧窗。”我们从这则谜语的谜面上很容易就知道谜底是眼睛。眼睛是人体非常重要的器官，是保证人们顺利生活、学习、工作的第一要素。

6 月 6 日是全国“爱眼日”，为进一步贯彻落实习近平总书记关于眼健康工作的重要指示精神，充分调动社会各界的积极性，提高人民群众爱眼护眼意识，每年我国都会开展“爱眼日”宣传教育周活动。

都说眼睛是心灵的窗口，每个人都希望自己的“窗口”永远明亮灿烂。有时候“窗口”上可能会落上飞虫或者蒙上一层灰尘，让我们看不清楚。那么，您对自己的“窗口”了解多少呢？

第一节 认识你的眼睛

大家都知道照相机吧，其实我们眼睛的构造和照相机的结构几乎一模一样。因为我们的眼睛也有“镜头”“光圈”“暗箱”和“底片”，能把大自然五彩缤纷的景物都拍摄进去，因此人们习惯将眼睛比作“照相机”。实际上，眼睛比任何高级的照相机结构都更为精密且功能更加自动化，所以我们说眼睛是一架超精密的“照相机”。

现在让我们从有趣的视角来认识自己的眼睛结构吧！

一、眼的构造就像一部活相机

（一）照相机的“外壳”——眼球壁

眼球由两个部分组成，眼球壁和眼内容物。眼球壁就相当于照相机的“外壳”，是眼球的一个重要组成部分。眼球壁从外向内分为外膜、中膜和内膜三层。

（二）“黑眼珠”和“眼白”——角膜和巩膜

角膜和巩膜起维持眼球形状和保护眼内组织的作用，也就是通常人眼可以看见的眼球部分，包括了占比 1/6 的“黑眼珠”和占比 5/6 的“眼白”。

大众所说的“黑眼珠”就是角膜，是眼球与外界进行交互的第一个部分。它能够通过自身的曲率将光线聚焦在内部的结构上，同时能够保护视觉系统，防止外界的伤害。

大众所说的“眼白”就是巩膜，具有保护和支持眼球的作用。

当眼睛看东西的时候，就像在书桌上看书写字一样，角膜就像书桌表面一样提供了清晰透明的视觉界面，让我们能够看清楚眼前的景物。而巩膜就像书桌后面的架子和桌腿一样，支撑和保护眼球不受外界影响，同时也帮助调节眼球的位置和远近焦点，让我们的视觉功能更为完善。

（三）照相机的“暗箱”——葡萄膜

葡萄膜是眼球壁的第二层膜，是位于巩膜与视网膜之间的富含色素的血管性结构，因其颜色像葡萄而得名，所以葡萄膜又叫做色素膜（眼球血管膜）。葡萄膜类似照相机的暗箱，它的主要功能之一是调节光线在眼睛内部的分布，保持视网膜接收到足够的光线，在各种环境的光线强度下保持视网膜接收到的光线尽量稳定。葡萄膜作为人类视觉系统的一个关键组成部分，参与维持眼睛视觉系统的正常运行。

（四）照相机的“镜头”——晶状体

晶状体是位于眼球内部的一部分，类似于照相机的镜头。晶状体能够通过自身的变形来调节眼球对焦的距离，以保证图像的清晰度。当眼睛需要调节对远处物体的观察时，晶状体会变薄；当需要观看近处物体时，晶状体会变厚。

（五）照相机的“光圈”——瞳孔

瞳孔位于眼球的中央，类似于照相机的光圈。它能够调节通过眼球的光线的数量，以保证图像合适的亮度和清晰度。当光线较弱时，瞳孔会扩张，让更多的光线进入；当光线较强时，瞳孔会收缩，减少光线进入的数量。

（六）照相机的“底片”——视网膜

视网膜是眼球内部的一层神经组织，类似于照相机中的感光元件。它能够将进入眼球的光线变成电信号，并通过视神经传递到大脑中进行分析、处理和理解。视网膜内部有两种细胞：感光细胞和神经细胞。其中感光细胞能够感知光线的强度和颜色，神经细胞负责感光细胞产生的信号传递。

以上这些部分结合起来，就形成了我们所说的眼睛。它能够准确地捕捉周围的图像，传递给大脑进行处理。而这个过程与照相机的原理十分相似。

除了上述相似之处外，眼睛和照相机还存在一些不同的地方。例如，眼睛的晶状体可以主动调节其曲率，而照相机的透镜则需要通过操纵其位置来进行不同距离的拍摄。另外，照相机对光线的敏感度和颜色的还原度可以通过不同的设置进行调节，而眼睛则无法进行直接的调节。

总的来说，眼睛和照相机存在着很多相似之处，虽然在细节方面存在一些差异，但它们的共同点是都能够精准地记录周围的图像，切实反映我们的视觉体验。了解眼球的结构，可以让我们更加深刻地认识到这个复杂的器官，并进一步探索人类视觉系统的奥秘。

二、视觉是这样形成的

视觉是人类最重要和最直观的感觉，视觉器官就像一面精密的镜子，让我们可以看到世界的真实面貌。

这面镜子是由眼睛和大脑两部分组成的，它们之间密切合作，协同完成视觉这一重要任务。就像一台精密的机器一样，其由众多的齿轮、螺丝和电路组成，最终实现它的功能。

眼睛就像这台机器中的光学系统，它可以把外界的光线聚焦在眼底的视网膜上。这个过程就像一位魔术师展示自己的魔术，需要精确的时间和空间控制，才能呈现出最完美的效果。

视网膜就像这台机器中的感光元件，它可以捕捉所聚焦的图像，并转化为神经信号，传输给大脑。这个过程就像一位工匠制造一件精美的作品，需要有耐心、技巧和经验，才能呈现出最完美的效果。

大脑就像这台机器的中央处理器，它可以接收并处理从视网膜传来的信号，还原出所观察的图像。这个过程就像一位演员扮演一个角色，需要有充分的理解和表达能力，才能呈现出最完美的表演。

除此之外，还有许多其他的组成部分，比如外界的光源、光的反射和折射，以及学习和记忆等复杂的认知过程，都直接或间接地影响着视觉的产生和表现。它们就像这台机器中的电路、程序和数据库，通过精巧的设计和固定的规则，确保整个系统的正常运行。

因此，视觉不仅仅是一种感觉，它还是一项极其复杂、精密和高度协调的任务，需要多个器官、细胞和神经元之间的协同作用，才能最终让我们看到现实世界。就像一艘巨大的船舶，需要舵手、机组人员和工程师等多个职责各异的人员共同协作，才能将它顺利驶向目的地。正确地理解和利用视觉，不仅可以让我们更好地认识世界，还可以拓展我们的知识和想象空间，使我们走向更加精彩和美好的未来。

三、我们不是天生就能看得远，视觉也是慢慢发育的

视力的发育是一个长期的过程，从出生到成年需要持续多年，这个过程主要涉及眼睛、大脑和外界环境之间的复杂关系。

初生婴儿的视力非常弱，只能看到一些模糊的高对比度的形状和运动物体。他们的眼球和眼部肌肉也需要时间来适应焦距调整和协调运动。因此，在出生后的几周内，他们的视觉世界可能主要是模糊的、黑白的和不稳定的。这就像一个孩子刚开始学步，需要逐渐适应和掌握基本的平衡和行走技巧。

在接下来的几个月里，眼睛和大脑的神经系统开始建立连接，视觉系统逐渐加强和复杂化。孩子开始能够看到精细和复杂的图像，并且能够自主地调动眼部肌肉、调节眼睛焦距。这就好像一个孩子不断学习和成长，逐渐掌握表达能力、协调能力和创造能力。

随着时间的推移，孩子的视力发育逐渐稳定，他们可以看到更加精细的图像和场景。在青少年期间，眼球和大脑继续发育和成熟，眼轴的长度和晶状体的变形逐渐形

成，覆盖眼球表面的角膜和巩膜也变得更加完善和成熟。这就好像一个人在不断地成长和发展，体验着生活中的各种各样的事物和情感。

适当的视觉刺激和视觉保护有助于孩子的视力发育。例如，孩子需要足够的光线和对比度，以便提供适当的视觉刺激。此外，孩子需要受到保护，以避免太阳辐射、刺激和感染等对眼睛的潜在伤害。

总之，视力的发育和成长是一个复杂而漫长的过程，需要多个因素的协同作用。这个过程类似于一个人从孩童到成年的成长经历，需要经历环境的刺激，并学习各种技能，适应各种复杂要求。因此，正确的视觉保护和发育是非常重要的，它不仅可以提高我们的视力质量和视野，还可以促进个人的身心健康和生活质量。

第二节　眼科检查查什么

当眼部疾病患者到医院就诊时，医生会针对患者的问题进行相关检查，必要时会进行全面的检查，以便作出正确的诊断，争取做到眼部疾病的早发现、早治疗，使患者得到高质量的、满意的诊断和治疗。接下来就带大家了解一下眼科检查到底都会查什么以及常用的辅助检查仪器。

一、视力检查

一提到视力检查，相信大家都比较熟悉了，用视力表呗！那么大家知道视力表是怎么设计的吗?

视力表是根据视角的原理设计的。所谓视角就是由外界两点发出的光线，经眼内结点所形成的夹角。正常情况下，人眼能分辨出两点间的最小距离所形成的视角为最小视角，即一分视角。视力表就是以一分视角为单位进行设计的，视力可以用视角的倒数来表示。目前所用视力表主要检查的是中心视力，即检查视网膜黄斑区中心凹视敏度，从而可简单迅速地了解视功能的初步情况，有利于眼病的临床诊断和治疗。

检查视力一般分为远视力和近视力两类。

远视力多采用国际标准视力表，此表为 12 行大小不同、开口方向各异的“E”字所组成。检查时被检测者的视线要与 1.0 的一行平行，距离视力表 5 米，先遮盖一眼，单眼自上而下辨认“E”字开口方向，直到不能辨认为止，记录下来即可。正常视力应在 1.0 以上。若被测试者 0.1 也看不到时，要向前移动，直到能看到 0.1 为止，其视力则是：“0.1 × 距离 / 5 = 视力”。若在半米内仍看不到 0.1，可令被测试者辨认指数，测手动、光感等，按检查情况记录视力。

近视力检查多用“J”近视力表，以同样方法辨认“E”字开口方向，直到不能辨认为止，近距离可自行调整，正常近视力在 30 cm 处看清 1.0 一行即可，近视力检查有助于屈光不正的诊断。

二、验光检查

验光检查又称屈光检查，是用于检查眼睛屈光的情况，判断受检眼与正常眼屈光的差异情况，可发现近视眼、远视眼、散光、老花眼等，而且有助于判断眼病治疗过程中视力改变的真实情况以及分析受检眼视力下降的原因，其检查结果在日常生活中多用于指导配镜。

（一）验光检查的适用情况

验光主要适用于以下情况：

（1）出现近距离视力障碍、远距离视力障碍或视物有重影；

（2）出现夜间视力差、视物疲劳等伴随症状；

（3）发现有屈光不正或老花眼等，需配镜；

（4）儿童、青少年及成人的常规眼科体检。

（二）检查周期

定期进行验光检查对保证视力健康极为重要。

（1）60 岁以下如果视力没有问题，建议每两年进行一次验光检查。儿童不迟于 3 岁开始，建议每半年进行一次验光检查。如果视力变得模糊、恶化或有其他明显变化，应立即前往医院进行检查。

（2）屈光不正的人应该每一至两年或在视力发生变化时进行一次验光检查。

（3）糖尿病患者，建议每年进行一次验光检查。

（4）超过 60 岁或有青光眼家族史者，建议每年进行一次验光检查。

（三）禁忌证

普通验光一般无明显禁忌证，积极配合验光师便可取得较好的验光结果。

散瞳验光禁用于以下情况：

（1）闭角型青光眼或者前房浅的患者；

（2）对睫状肌麻痹剂过敏者；

（3）近期短时间内有近距离工作需求者；

（4）患有儿童心脏病、痉挛性麻痹、唐氏综合征、癫痫等疾病者以及颅脑外伤患者。

（四）检查流程

完整的验光过程一般包括三个阶段，即初始阶段、精确阶段和终结阶段。

1. 第一阶段——初始阶段

验光师主要了解病人眼部屈光状况的基本情况，来预测验光的可能结果。该阶段的具体检查内容如下：

（1）询问病史，常规眼部检查，全身一般情况检查；

（2）角膜曲率计检查；

（3）检影验光或电脑验光；

（4）镜片测度仪检测。

检影验光或电脑验光是该阶段的关键步骤，可以提供一个初步的验光度数范围。

2. 第二阶段——精确阶段

该阶段使用的主要仪器为综合验光仪。验光师会使用红绿视标法、雾视法及试片法等，让患者对验光的每一微小变化作出反应，根据镜片的变换，给出感觉反馈，如清晰、模糊或无变化，根据被检者的判断，进行球镜与柱镜镜片的调整。由于这一步特别强调患者主观反应的作用，所以一般又称其为主觉验光。

3. 第三阶段——终结阶段

包括双眼平衡和试镜架测试，这一阶段即佩戴双眼眼镜来判断佩戴效果，得到既能看清又能使眼睛舒适的最佳配镜处方。

三、眼压检查

眼压即眼内压，是指眼内容物作用于眼球壁及内容物之间相互作用的压力。正常人的眼压是 10~21 毫米汞柱，一般不超过 24 毫米汞柱；一天 24 小时眼压差值不超过 8 毫米汞柱，两眼眼压差小于 5 毫米汞柱。

正常的眼内压维持着正常眼球的形态。而正常的房水循环是维持正常眼压的主要因素，所以房水分泌的多少、房水排出是否通畅直接影响眼压的升高和降低，眼压的不正常可导致视功能改变。另外巩膜硬度、眼内血流量、玻璃体的稳定性、眼外压力的改变对眼压也有影响。血压升高时可造成眼压升高，年龄与眼压无关，临床上眼压的高低主要看眼压测量值是多少。

临床上测量眼压的方法有简单的指测法，估计眼球的软硬度。还有临床常用的眼压计测量，一种是压陷式，如用希厄茨眼压计（Schiotz's tonometer）；另一种是压平式，如戈德曼眼压计（Goldmonn's tonometer）和非接触的气动眼压计。无论哪种检查，检查出眼压不正常都应找医生诊治。

四、裂隙灯检查

裂隙灯活体显微镜由光源投射系统和光学放大系统组成，为眼科常用的光学仪器。它是以集中光源照亮检查部位，使之与黑暗的周围部呈现强烈的对比，再和双目显微放大镜相互配合，不仅能将表浅的病变观察得十分清楚，而且可以利用细隙光带，通过眼球各部的透明组织，形成一系列“光学切面”，使屈光间质的不同层次甚至深部组织的微小病变也能清晰地显示出来。

检查在暗室进行。首先调整病人的坐位，让病人的下颌搁在托架上，前额与托架上面的横档紧贴，调节下颏托架的高低，使睑裂和显微镜高度一致。双眼要自然睁开，向前平视。光源投射方向一般与显微镜观察方向呈 30°~50° 角，光线越窄，切面越细，层次越分明。反之，光线越宽，局部照明度虽然增强了，但层次反而不及细隙光带清楚。为了确保目标清晰，检查时通常是将投射光的焦点和显微镜的焦点同时集中在需要检查的部位上，在做特别检查时（如侧照法、后照法等），则两者间的关系必须另行调整。如需检查晶状体周边部、玻璃体或眼底时，应事先将瞳孔充分放大，光源与显微镜的角度应降至 30° 以下，显微镜随焦点自前向后移动，被检查的部位可从角膜一直到达眼底。但在检查后部玻璃体、视网膜以及眼底周边部时，如果加用前置镜或三面镜，光线射入角应减少至 5°~13° 或更小。

裂隙灯显微镜是眼科常用的一种检查设备，裂隙灯显微镜有放大作用，可以查看用肉眼不容易发现的病变。在临床上，裂隙灯可以用来检查以下组织，从前往后可以依次看到眼睑的外观、结膜、角膜、前房、房水、瞳孔、晶状体、玻璃体的前 1/3。

角膜有无异物、是否有白内障、是否存在玻璃体混浊，用裂隙灯显微镜都可以检查到。另外，借助其他检查设备，例如房角镜、三面镜，裂隙灯还可用来检查房角、眼底。

五、眼底检查

眼底检查不仅可以检查出眼内部各组织，如视神经、视网膜、脉络膜以及眼屈光间质各透明组织是否正常，有无疾病存在，更进一步，还可以从眼底所见，了解全身其他部分的病变情况，如脑肿瘤、全身动脉硬化、肾炎等，对协助其他各科疾病的诊断也有很大意义。

眼底检查是利用带有照明的特殊器械检查眼底，根据器械类型可以分为直接检眼镜检查、双目间接检眼镜检查以及裂隙灯显微镜下联合前置镜或三面镜检查。

（一）直接检眼镜检查

直接检眼镜检查操作简单，其所见眼底图像为正像，放大约 16 倍，但该方法成像范围小，缺乏立体感，受屈光间质影响，多用于眼后极部病变的观察，如视神经及黄斑病变。

（二）双目间接检眼镜检查

双目间接检眼镜检查是通过双目间接检查镜和手持物镜观察眼底，所见眼底图像为倒像，亮度高，在屈光间质透明度差的情况下也可以观察，双目观察立体感强，观察范围广，放大倍数小。

（三）裂隙灯显微镜下联合前置镜或三面镜检查

在裂隙灯下可使用三面镜或前置镜进行眼底检查。

眼底检查是评估眼底功能的基础检查项目，当眼底检查发现问题时，需要结合患者病因，联合开展眼底血管造影、彩色眼底照相等检查。以常见疾病为例，糖尿病视网膜病变需要联合光学相干断层扫描、荧光素眼底血管造影、眼科超声等检查；视网膜脱离需要联合光学相干断层扫描、眼科超声等检查。

由于眼底疾病有相对更高的致盲风险以及早期可能无明显症状的特点，因此需要定期进行专业的眼底检查，从而早发现玻璃体、视网膜、脉络膜和视神经疾病以及伴有眼底改变的全身性疾病，达到早期治疗的目的，以保住患者视功能。尤其是患有高血压、糖尿病、高血脂、心脑血管疾病的患者，更需要及时监测眼睛及身体的健康情况变化，避免出现糖尿病视网膜病变、高血压视网膜病变、视网膜静脉阻塞等眼部并发症。目前，临床建议眼底疾病高风险人群至少每年复查一次，如果已出现眼底疾病，则需要遵医嘱缩短复查时间。

六、复视检查

复视就是将一个物像看成 2 个的情况。复视的原因很多，大抵是眼睛的眼外肌无力或麻痹所引起。眼外肌由脑神经控制，所以脑神经或大脑本身的疾病都可能引起复视。复视产生的原理是一只眼睛的影像落在黄斑部的小凹，而另一只眼的影像却没有落在小凹上。落在小凹上的影像永远比没有落在小凹上的影像清晰，于是形成两个影像。

（一）复视的分类

复视可分为单眼复视及双眼复视。

（1）单眼复视是由眼部本身疾病引起的。其原因有：屈光不正（特别是散光）、角膜病变、白内障、晶状体脱位、虹膜萎缩、玻璃体视网膜病等。

（2）双眼复视则是由眼肌或其支配的脑神经病变引起的。其原因有：肌无力症、糖尿病、甲状腺突眼症、脑瘤、卒中（中风）、动脉瘤、多发性神经硬化症、咽癌、外伤（眼眶壁爆裂，导致外眼肌被卡住）等。

（二）红玻璃检查法

临床上红玻璃检查法是最常用的复视检查法，即在暗室内，患者保持坐位，检查者手持烛光或去罩的手电筒，距患者 1 m 远外，患者右眼戴红镜片，头部固定不动，只转动眼球，在 25 度视野范围内，按 9 个诊断眼位移动烛光，观察并记录患者所见的复视像，而后作如下分析。

首先确定复像是水平性还是垂直性。水平复像，同侧性为外展肌麻痹，交叉性为内转肌麻痹；垂直复像，上转肌麻痹导致眼位低物像高，下转肌麻痹导致眼位高物像低。复像分离最大方向的周边物像属于麻痹眼的麻痹肌。

七、突眼检查

眼球突出是指眼球突出度超出正常范围。人正常眼球突出度在12~14 mm,平均13 mm,两眼差值不超过2 mm。眼球突出可为眼病征象,也可为全身病的病征。除眶内本身病变外,常与内科、耳鼻喉科、神经外科、肿瘤科的疾病有密切关系。凡增加眶内容积的一切病变、直肌麻痹及由于眶骨的异常所致眶腔容积变化等,都能造成眼球突出。

临床上常用眼球突出计进行眼球突出的检查,常用的眼球突出计是赫特尔(Hertel)眼球突出计。检查方法:将眼突计平放在两眼前,调整其两侧金属框之间的距离,使其尖端的小凹固定在两侧框缘最低处。嘱咐受检者向前方直视,观察镜面内两条红线,使之重叠。观察并记录突出计两侧反射镜里角膜顶点位置的毫米(mm)数即为眼球突出的度数。记录两金属框间距离为眶距。测量结果可记录为"右眼测量结果~左眼测量结果/眶距",如12~14/90 mm,表示眼突计测量结果为右眼12 mm,左眼14 mm,眶距为90 mm。我国人群眼球的突出度平均为11.68~13.93 mm,如果高于或低于此数时,可考虑为眼球突出或后陷,两眼差值不超过2 mm。

八、眼部B超

老年患者晶状体混浊明显,眼后段经检眼镜无法窥清,常需要进行眼部的B超检查。

其步骤为:嘱咐患者平卧位,轻闭双眼,涂耦合剂后探头轻置眼睑中部,沿各径线向后探查,同时转动入射角探查,了解玻璃体清晰度、有无混浊、光团及异物、视网膜脱离情况等。发现病灶后测量其大小,观察其形状,边界后方有无声衰减及与周围的关系。

眼部B超对于玻璃体混浊、视网膜及脉络膜脱离、眼内异物等疾病的快速、方便诊断具有临床意义。可应用眼部B超检查的疾病主要有以下几种。

(一)玻璃体混浊

声像图多表现为尘埃状、团状、片状、线状、絮状回声。少量而细小的混浊在图上不能反映或见少量光点;中量混浊密度较高,细胞群对超声束形成小的内界面,图上可见中量光点,眼球运动后可见光点飘动,如伴有后脱离时则呈现一条较细的柔软光带,后运动明显;大量混浊密度高且有出血块则在玻璃体暗区内呈现大量光点、光团、光条。对于需做玻璃体切除的患者术前做眼球B超检查,可以了解出血的部位、出血量的多少、有无后脱离、是完全性还是部分性、有无机化膜形成等,以确定手术适应证、预后及手术切口。

（二）视网膜脱离

声像图显示：部分脱离者在玻璃体腔内有 1~2 条长条形光带或球形光带；全脱离者呈“V”字形、“T”字形光带或漏斗状光团，前面两侧与锯齿缘相连，后面与视盘相连。新鲜脱离者可见后运动，陈旧性脱离者后运动不明显。因屈光间质混浊而影响光学仪器检查时，应用超声图可以了解视网膜脱离的高度、方法、范围、形态和性质等，以帮助明确诊断。同时也可以作其他手术前检查，确定手术指征。

（三）脉络膜脱离

B 超显示玻璃体内可见多个弧形光带，与球壁光带相连，但不与视盘相连，且弧形光带的弧心均指向玻璃体中轴，嘱患者眼球向鼻侧转动，做类冠状位探查，玻璃体内光带呈连续的弧形光带，“玫瑰征”阳性。

（四）眼内异物

B 超显像是超声波经过组织切面的二维图像的显示，当屈光间质浑浊，检眼镜无法看到异物时，超声定位不受影响，可以发现临床上遗漏或疑诊眼内异物，能清楚地显示 X 线不能发现的非金属异物，如石块、玻璃及塑料等。

B 超能直接显示眼球的形态、眼轴及球壁，可直接观察异物与球壁与视网膜、视神经的关系，而 X 线不能做到这一点。

B 超还可以用来确定异物的象限方向及与眼球壁的关系，还可以了解有关机化物、包裹、牵引玻璃体积血及与视网膜的关系，这对手术方式的选择，是否采取单纯磁吸或玻璃体手术摘除，有重要意义。

B 超检测对患者无损害、无痛苦，定位也不需外加标记，且价格低廉易于复查。但是 B 超在眼内异物的诊断作用还具有一定局限性；B 超对眼前段异物及球外异物诊断困难，眼眶异物诊断困难较大；B 超探查时需要患者的配合，对于不合作尤其是幼儿易漏诊；检测时间偏长。

九、OCT 和 Angio-OCT

OCT（光学相干断层扫描技术）和 Angio-OCT（血管影像的 OCT）是现代眼科医学中使用的先进技术，可以提供非侵入性的眼部成像和分析，在诊断和治疗许多眼部疾病方面具有非常重要的作用。

（一）OCT

OCT 技术是一种非接触性的眼底成像技术，可以使眼科医生或验光师以非常高的分辨率查看瞳孔后的眼部组织。它通过比较传入和反射光波的相位差异来生成高分辨率的三维图像，可以详细地观察到眼部各种结构的形态、大小和位置等信息。OCT 技术已经被证明在晶体体积测量、视网膜神经纤维层的定量测量、前段眼结构的评估和近视治疗等方面都非常有用。

（二）Angio-OCT

Angio-OCT 是一种能够检测眼部微血管的 OCT。它通过改变光源的波长，可以在非接触式成像时捕获视网膜血管分支周围的所有微血管动态信息。这种方法可以有效地评估静脉和动脉的血流速度、动脉压力、微血管的异常和流动率等，并且可以用于拍摄动态视频以进一步了解和诊断血管疾病。

OCT 和 Angio-OCT 已经被证明在许多眼科疾病的检测和治疗中非常有用，包括青光眼、糖尿病视网膜病变、年龄相关性黄斑变性、视神经病变和病毒性结膜炎等。因此，在接受眼科医学检查和治疗时，如果需要更详细地观察和分析眼部组织的结构和功能，这些技术将是非常有用的。

十、FFA

FFA 即荧光素眼底血管造影检查技术，一般是从人体静脉注入荧光素，对眼底视网膜进行荧光素血管造影，再通过专门的设备进行检查。但由于部分人群可能会出现过敏反应，因此一定要先做皮试。

通过荧光素眼底血管造影检查，有助于了解视网膜部位血管的血流状况，比如是否存在缺血或阻塞的情况。而且通过荧光素血管造影检查，可以观察到视网膜每个部位的血液供应状况。即使是周边部位的视网膜，也可通过该项检查观察到它的血供状况，了解是否存在无血管区。如果存在无血管区，则可以通过该项检查予以明确，并及时进行激光处理，促进病变尽快恢复。通过进行眼科荧光素血管造影检查，也可以明确眼底是否存在病变。如果存在黄斑水肿，通过该项检查可以判断渗出的位置，便于对症进行相应的光动力疗法，促使黄斑水肿消退。

因此，当出现某些相关症状，怀疑可能存在眼底病变时，建议及时到正规医院的眼科进行荧光素眼底血管造影检查。便于及时明确诊断疾病，及早对症治疗，防止延误病情。

第三节　盘点那些眼部小知识

一、需要及时就医的眼部相关症状

眼睛是我们最重要的感官之一，因此保护眼睛非常重要。许多眼部疾病都是慢性疾病，但许多人认为这些问题会自行消失，因此放弃寻找最佳治疗机会。但是，有些情况需要及时就医，否则可能会错过最佳治疗时机。现在我们来看看哪些情况需要尽快就医。

（一）视力下降

视力下降不只是因为近视等屈光不正，还有可能是由于眼底疾病引起的。眼底疾病绝大多数会导致眼睛视力异常或视力下降，发展下去还有可能造成失明。即使是近视，也需要及时前往正规医院进行检查。

（二）持续的眼睛疼、眼红、视物模糊

上述症状不容小觑，它们可能是急性青光眼、虹膜炎等疾病的表现，需要及时就医，以免引起长期的眼部损伤或视力问题。

（三）视觉异常

视觉异常包括闪光、飞蚊症、视物变形等。例如眼前有一道光闪过或者眼前有像蚊子的黑影，会随着眼睛飞来飞去，抑或看直的物品是弯曲的，这些症状可能是玻璃体、视网膜疾病的表现，需要及时就医。

（四）眼部疼痛、头疼、头晕或恶心呕吐

如果您出现眼部疼痛、头疼、头晕或恶心呕吐等症状，这可能是急性青光眼的迹象。急性青光眼可能在短时间内导致视力急剧下降，甚至失明。因此，如果出现这些症状，一定要及时就医，而不是将其误认为是胃肠疾病或脑部疾病，从而错过最佳治疗时机。

（五）眼睛瘙痒、红肿

眼睛瘙痒、红肿这些症状常常是由过敏、病毒感染性结膜炎等引起的，需要及时就医以便进行相应的治疗。

二、如何科学滴眼药水

随着互联网技术的不断发展，人们使用电子产品的时间逐渐增加，导致眼睛时常感到疲劳不适。在这种情况下，我们通常会通过购买眼药水来缓解症状。然而，你是否真的了解如何正确使用眼药水呢？过量使用眼药水是否真正有益？以下内容将介绍有关眼药水的一些信息。

（一）科学滴眼药水步骤

眼药水是用于治疗眼部疾病的常见药物。正确滴眼药水可以确保药剂在眼部发挥作用，并减少不必要的药物浪费和不良反应。以下是科学滴眼药水的一般步骤。

1. 洗手

在滴眼药水之前，洗净双手可以减少眼部感染的风险。

2. 检查

检查眼药水的名称，保证在有效期内且打开时间不超过一个月。检查药水的质量，应无浑浊沉淀及絮状物。临床上有很多人把别的药品当成眼药水使用，导致失明的惨痛案例。所以，在使用前请仔细检查。

3. 仰头

选择舒适的体位。如果选择坐位时，头要稍向后仰。

4. 清洁

用清洁的棉签拭去眼周围的分泌物。

5. 滴入

用棉签或清洗干净的手，把下眼皮轻轻向上牵拉，眼球向上转动，手持眼药水在距眼 1~2 cm 处，滴一滴至下结膜囊内。

6. 闭眼

滴眼药水后，闭眼休息，用棉签或清洗干净的手指压迫泪囊（内眼角根部）2~3 分钟，防止药液流入鼻腔被吸收后产生毒性反应。儿童滴眼药水时，更应该注意这一点。

7. 间隔

同时滴入多种眼药水时，应间隔 5~10 分钟。

8. 保存

部分特殊眼药水应该按说明书放置在冰箱内保存。

此外，应在每次使用药物前阅读药物说明书并遵照医生、药师或专业人士的指导，避免滴多滴少，错过用药时间或者使用过期药品导致的不必要的损害和风险。

（二）滴眼药能够多滴吗？

一些朋友可能认为点一滴眼药水不足以缓解眼部不适，因此他们会多滴两三滴到眼睛中，认为多用一点会更加有效。实际上，眼部结膜囊的容积有限，远远小于一滴眼药水的容积。一般我国人群结膜囊最大容量为 20 微升，而一滴眼药水就有 50 微升。故一般滴眼药水一滴就足够了，滴多了就会流失，药物还可能沿着泪道进入口腔，导致不必要的不适感，因此不建议多滴眼药水。使用过量的眼药水可能会导致以下一些不良反应。

1. 眼部过于干燥

尽管滴眼药水的目的是给眼睛加湿，但滴多了反而会使眼部更加干燥不适。

2. 视力模糊

多滴眼药水时，药剂可能会溢出眼睛，流入周围的组织。这可能会导致视力模糊或失真。

3. 感染或过敏

使用过多的眼药水可能增加眼部感染或过敏的风险，导致眼睛红肿、疼痛和产生分泌物。

4. 系统不良反应

某些眼药水可能会引起系统反应，如心悸、头晕、恶心、呼吸困难等。

（三）小孩滴眼药水有妙招

你是不是也有过这样的烦恼？不滴眼药水时，母慈子孝，连搂带抱；一滴眼药水，鸡飞狗跳，大呼小叫。这样不仅浪费眼药水，而且会降低治疗效果，甚至有可能划伤孩子的眼睛。孩子不配合滴眼药水，可能和滴药方法不正确、孩子情绪紧张害怕及部分眼药水对眼睛有刺激有关。

那么怎么做到正确又轻松地给孩子滴眼药水呢？

1. 亲自示范

父母可以先亲自示范，将眼药水滴到自己的眼睛里，告诉孩子眼药水滴进眼睛里凉凉的，并没有痛、痒和其他不舒服的感觉。再滴一滴在孩子的手背上，让其感受滴眼药水并不疼，减轻孩子的紧张感和害怕心理。

2. 情景小游戏

可以和孩子玩“眼睛渴了”的小游戏，通过“口渴了怎么办?”“口渴了不喝水会怎么样?”引导孩子接受“眼睛渴了，需要滴眼药水”的科学常识。

3. 转移注意力

可以通过和孩子聊感兴趣的话题、讲故事、听喜欢的音乐、看喜欢的动画等来转移注意力，趁机滴眼药水。

对了，别忘了滴完眼药水，给孩子一个大大的拥抱和甜甜的鼓励哟！

（四）使用眼药水的常见误区

1. 眼部不适就使用眼药水

长期近距离用眼工作或使用电脑的人，在工作一定时间后一旦出现视觉疲劳或眼睛干涩的症状，就使用抗生素眼药水，这是一个误区。

2. 眼药水能长期频繁使用

当使用眼药水时，眼药水以及眼药水中的防腐剂均可能对角膜和结膜产生损害，因此不能长期频繁地使用多种眼药水。

3. 选用眼药水

不少人认为用眼药比较简单，到药店自己选上一两种就可以了。事实上眼病和眼药的种类很多，如眼红可能是结膜炎，也可能是角膜炎、结膜下出血、急性虹膜睫状体炎或是青光眼等。所以在治疗上要根据不同的症状和发病原因选择合适的药物。当眼睛出现不适时，应该在医生的指导下使用药物，切忌自行用药，以免酿成严重的后果。

4. 可以同时使用多种眼药水

由于人的结膜囊的容积明显小于一滴眼药水的体积。因此，一次用一滴眼药水即可达到治疗目的，多滴并不会增加治疗效果，反而造成浪费。滴用两种眼药水的间隔时间应至少 5 分钟，不宜同时点用。

5. 随意存放眼药水

有的人眼药水点过几次后眼病好了，就将眼药水随手存放到某处。几个月后，眼部又感不适，找出眼药水后随手就用，这样做是不对的。任何药物都有有效期，眼药水的有效期一般在使用第一次后就缩为 1 个月。另外，眼药水不能随意存放。将眼药水放在衣服口袋里、长期放在光照强烈的地方都是不对的。眼药水应密闭存放在阴凉处，并留意眼药水的保质期。

三、眼角膜捐赠是怎么回事

眼角膜移植就像把受损的眼镜镜片换成一块“新镜片”。如果一个人的眼镜镜片损坏了，就可以用其他人捐献的“新镜片”来替换它。这样可以让这个人的眼睛重新看到世界万物。

（一）眼角膜捐赠

1. 什么是眼角膜

眼角膜是眼睛前端一层透明的生物薄膜，可让光线进入眼内。眼角膜会因为外伤或感染而受损。

2. 什么是角膜移植

人眼的构造好比一架光学照相机，视网膜、视神经与大脑视觉中枢的功能好比胶卷，虹膜就像光圈，角膜就像照相机的镜片，角膜如果变得混浊，就好比照相机的镜片磨损了，会影响到照相机影像的质量。如果替换成一个透明的好镜头，就又可以照出清晰的照片。这就是我们通常所说的角膜移植。

3. 什么是角膜捐献

角膜捐献是当人的生命结束以后，选择延续他人光明的爱心活动，是送给盲人的一份光明礼物。

4. 角膜捐献后人体是“完整”的吗

角膜捐献后人体是“完整”的。角膜片大小只有 10 毫米，厚度为 0.5 毫米。目前，采集角膜的方式主要为原位采集角膜或摘除眼球。随着技术的提升，目前原位采集角膜的方式使用得越来越多。原位采集角膜是为最大限度地保留捐献者的眼球组织，仅采集透明角膜及周边少量巩膜组织，采集过程中捐献者不流血，眼内组织可以较好地得到保留。且切除角膜位置有大小相仿的义眼片或隐形眼镜进行填充，采集后眼睑闭合好，捐献者眼部外观不受影响，不影响遗容。

（二）符合条件和不符合条件的眼角膜捐献者

1. 符合条件的眼角膜捐献者

（1）捐献者的年龄应在 5~60 岁，性别不限，摘除时间在死亡 6 小时以内最好。

（2）捐献者未接受过角膜屈光手术、白内障及青光眼等眼部手术，无眼部活动性炎症，无眼部肿瘤等。

（3）捐献者未患有法定传染病及白血病、狂犬病、败血症等。

（4）根据医学伦理学，眼球是一个具有独立功能的组织，只有捐献者被临床宣布死亡后，才可以捐献角膜。

2. 不符合条件的眼角膜捐献者

并不是所有人的眼角膜都可以捐献，以下是一些不能成为眼角膜捐献者的情况。

（1）传染病。如果捐献者曾有病毒性感染，如艾滋病、丙型肝炎、梅毒、狂犬病等，或者眼部感染，就不能进行眼角膜捐献。

（2）年龄和身体健康。通常，年龄小于 1 岁或超过 80 岁的人，以及有糖尿病、心血管疾病等严重慢性疾病的人不适合进行眼角膜捐献。

（3）眼外伤。受过严重眼外伤的人的眼角膜通常不适合进行捐献。

（4）角膜病变。患有角膜炎、角膜营养不良等疾病的人的眼角膜也不能进行捐献。

（5）操作和病史。如果捐献者的眼睛曾进行过其他手术（如玻璃体手术），有过角膜移植手术，或有眼部疾病的病史，通常也不能进行捐献。

总的来说，只有当捐献者的身体和眼部都健康，并且符合医学标准时，才能进行眼角膜捐献。

（三）眼角膜捐赠，都需要哪些人同意？

在眼角膜捐赠手术中，医生需要获得多方同意，确保手术的合法性和安全性。以下是眼角膜捐赠需要获得同意的人或机构。

1. 捐献者

捐献者不仅需要自觉愿意捐献他们的眼角膜，还需要遵守捐献组织的捐赠程序，包括签署捐献协议等。

2. 捐献者家属

如果捐献者在生前没有作出捐献决定，医生需要征得其亲属同意，确认是否愿意捐献眼角膜。

3. 接受移植者

在眼角膜捐赠手术中，接受移植者需要同意接受移植，并承担手术可能出现的风险和后遗症。

4. 医生和医疗机构

医生需要确保手术方案的安全性和有效性，并遵守当地的法律法规和伦理规范。

5. 捐献组织

捐献组织需要确保捐赠程序符合规范和合法性要求，并提供有关捐赠的必要信息和协助。

总体而言，眼角膜捐赠需要众多参与者的同意和协同合作，以确保捐赠和移植的安全性和有效性。

四、孩子总眨眼是怎么回事

眨眼是一种正常的生理反射动作，对眼睛是有好处的。当眼睛眨动的时候，将分泌的泪液均匀地涂布于眼球表面，可以冲刷眼表的灰尘，对角膜、结膜起到湿润、营养作用。我们的泪液蒸发快，湿润作用保持度低，所以眨眼次数频繁。眨眼还起到保护眼睛的作用，当有小虫子或小石子靠近时，眼睛会自动闭上，防止其伤害眼球。有时候光线过强，瞬间闭眼可以阻断光线，减少对眼部的刺激，让眼睛得到保护。

（一）什么情况下会眨眼

1. 外来刺激引起眨眼

外来刺激引起的眨眼主要包括光刺激、沙尘刺激等。有的孩子喜欢盯着太阳或者电焊时喷溅的火花看，长时间注视后，眼睛便会产生不舒适感。如果孩子因为这样而出现短暂的经常性眨眼，注意休息就会缓解，但是一旦出现眼部分泌物增多，眼睛红肿，请尽快就医。

2. 身体结构性刺激引起眨眼

身体结构性刺激引起的眨眼主要是指倒睫，多见于肥胖性或者单眼皮儿童，由于小脸太胖，睫毛会向内卷，每次眨眼都会反复摩擦角膜，导致孩子频繁眨眼、揉眼，严重时可累及角膜。所以，家长看到孩子频繁眨眼时要仔细观察孩子的睫毛是不是向眼球方向倾斜，与眼球接触，检查之前记得先洗手。如果真的发现有倒睫，到医院进一步检查、治疗。

3. 结膜炎症引起眨眼

结膜炎症，一般伴随着眼红、分泌物增多、畏光、流泪等症状，一旦发现有炎症，应及时到医院检查，在医生的指导下使用对症的眼药水。如细菌性感染，可用抗生素滴眼液；病毒性炎症可用抗病毒滴眼液。

4. 视疲劳引起眨眼

视疲劳比较多见，长时间盯着电子设备屏幕，画面的刺激性会使视觉中枢平衡失调，引起频繁眨眼，这也是临床最常见的情况。上网课的孩子看电视或手机时间增多，可导致频繁眨眼情况的发生。

5. 其他疾病引起眨眼

如果孩子频繁眨眼，同时伴随着身体的抖动，如面部痉挛，肩膀、腹部肌肉抽动，不自主地发出声音，这种情况虽少见，但出现此类症状时千万不要大意，这有可能是儿童抽动症。它一般在 3~15 岁发病，及时就医才能获得有效的治疗。

虽然孩子眨眼大多数都是反射性地自我保护，但有些眨眼还需要家长密切注意，如外来物的刺激。家长应注意观察孩子,如症状较轻,注意休息就可以了。但是一旦涉及炎症疾病或其他并发疾病,应尽快就医。由于看电视、手机时间较长而引起的频繁眨眼,可滴用玻璃酸钠类人工泪滴眼剂,减少接触电视或手机时间,频繁眨眼现象就会消失。以后虽然可能复发,但也不必紧张,随着孩子的年龄增大,视觉发育日趋成熟,频繁眨眼就会减轻。

五、老视[注]可不是病哟

大家一定经常听老人们说:“老了老了,老眼昏花,看不清了。”接下来就给大家说说老花眼的事。

(一)老花眼是什么

人的眼睛由睫状肌调节晶状体来看远和看近。当睫状肌松弛,晶状体变平时,可看清远处的物体;当睫状肌收缩,晶状体变凸时,可看清近处的物体。随着年龄的增长,睫状肌调节能力下降,并且晶状体逐渐硬化,弹性减弱,人们看近时,眼睛的调节就出现困难。这种由于年龄增长所导致的生理性调节功能减弱,就是老花眼。

(二)老花眼常见的表现

随着人体生理结构的自然衰老,老花眼就成为导致中老年人视物模糊最常见的原因。当你发现看书看不清文字,头不自觉地后仰和移远书本;在光线较暗时,视物更模糊;看近物不能持久,眼部发胀发酸、恶心、头痛时,你可能就已经出现老花眼症状了。

(三)人们对老花眼三个常见的错误认知

1. 近视的人不容易得老花眼

大众可能以为“只要看得见近的,就不是老花眼”。但老花眼是一种生理现象,无论是否近视,随着年龄增长每个人都会发生老花。

2. 老花时不应过早地戴老花镜,不然就离不开了

老花与是否佩戴老花镜无关,不戴老花镜也不能延缓老花度数的增长。若出现上述老花症状时,还是建议佩戴合适的老花镜,以满足眼睛看近的需求。

3. 老花镜随便戴一副“能看清楚字”的就行

选择老花镜不能马虎和偷懒。老花镜与近视眼镜一样,也是有度数的,若佩戴眼镜的度数与实际老花度数不符,易出现视疲劳,甚至头晕、头痛、老花症状加重等风险。

(四)改善老花的方法

老花属于正常的生理老化现象,我们需用健康积极的心态和科学的应对方法来改善老花的症状和延缓其进展。

注:俗称老花,后文通称老花,以便阅读

1. 佩戴合适的老花镜

千万不要随便在地摊或小店买成品老花镜，或和他人共享老花镜，这样很容易出现度数不准确的问题。

老花镜的验配是有一定流程的，需在专业的场所进行双眼的检查并严格验光，包括远视力、近视力、屈光间质和眼底情况，排查可能潜伏或伴随的其他眼部疾病（如白内障、年龄相关性黄斑变性等）。

需注意老花镜还是要选择舒适的度数，而不是最清楚的度数。要定期验光检查，因为老花的度数会随着年龄增长继续增加。如佩戴正规验光的老花镜后，又出现视物疲劳、模糊的现象，则需重新验光配镜。

2. 药物治疗

最新研究发现，缩瞳眼药水——毛果芸香碱滴眼液可通过收缩瞳孔以扩大焦深，提高看近的视力，从而改善老花。还有一种晶状体软化（Lens-softening）眼药水通过软化晶状体，恢复其弹性和调节能力来改善老花。但目前这两种眼药水仍处于研发阶段，效果和副作用还未知，因此大家不要在无眼科专家指导下尝试使用。

3. 手术治疗

目前比较常见的手术方式是当合并白内障时，摘除混浊的晶状体并植入合适的人工晶体，以此调节看近的视力。其他手术方式还包括角膜手术（激光手术或置入内嵌体）、巩膜手术等。

需要注意，手术不同于佩戴眼镜。若配的眼镜不舒服、不合适可及时调整，但手术是不可逆的。在手术后如果对效果不满意或不耐受，可调整的幅度较小，且手术无法解决随着年龄增长，老花度数继续增加的问题。

4. 改善生活习惯

（1）近距离精细工作者更易出现老花的症状，尽量避免长时间近距离用眼。

（2）阅读时，把手机、计算机的字体调大，保持光线温和。

（3）良好的睡眠能有效地放松睫状肌。

（4）饮食方面合理摄入 Omega-3 不饱和脂肪酸、类胡萝卜素及维生素等。

5. 视觉训练

比如使用反转拍（Flipper）、远近交替注视、神经视觉训练等，进行眼睛功能的锻炼，从而提高调节功能、减缓视觉疲劳，有利于改善早期老花症状。

若发现老花眼突然好转，需警惕可能得了白内障。

六、学会识别眼睛的分泌物

正常人在晨起时，会发现眼角处有极少量的分泌物存在，大家可别小瞧眼睛这些分泌物，它们与夜间睡觉时眼睑运动量减少、泪液分泌减少和排出迟缓有关。

正常人的眼分泌物主要来自泪腺、睑板腺、眼表细胞分泌的黏液及脱落的眼表上皮细胞等。大多数分泌物为透明或淡白色，平常不易察觉。由于分泌物量小，并且可以及时从泪道排出，不会引起眼部不适。当眼睛发生某些疾病时，眼睛分泌物就会发生数量或性状改变。通常，人们观察到分泌物明显增多的同时，还会感到一些不舒服的症状，如晨起睁眼困难、视物模糊等。这时，除了上述分泌物成分，还会含有较多的脱落的组织细胞、炎症细胞、血管渗出物和病原体等。

分泌物主要有哪几类呢？

目前，异常分泌物主要有五类，不同的分泌物可以帮助我们初步判断眼部疾病的种类，以便及时采取相应的治疗措施。

（一）水样分泌物

水样分泌物为稀薄稍带黏性的水样液体，这种分泌物增多往往提示病毒性角结膜炎、早期泪道阻塞、眼表异物、轻微外伤等。对儿童而言，由于鼻梁骨发育尚未完全，可能有内眦赘皮，伴有倒睫，常引起眼部刺激症状，并有水样分泌物增多。老年人若眼睑位置异常，如睑内翻、睑外翻等，也会引起水样分泌物增多。

（二）黏性分泌物

黏性分泌物常出现在干眼症和急性过敏性结膜炎患者中，表现为黏稠的白色丝状物质，与常用的胶水性状十分相似，患者可能还会伴有异物感、眼痒等症状。尤其是儿童患有过敏性结膜炎，清晨醒来时，孩子常说可以从眼睛里拉出丝来，这一般就是黏性分泌物。

（三）黏脓性分泌物

黏脓性分泌物指较为黏稠且略带淡黄色的物质，这类分泌物增多，应考虑慢性过敏性结膜炎和沙眼的可能。

（四）脓性分泌物

脓性分泌物是最应该引起重视的问题，脓性分泌物的出现常提示有细菌感染，需及时到医院就诊。新生儿出生3~4天内，如果双眼发现大量脓性分泌物，高度提示淋球菌性结膜炎，俗称"脓漏眼"。化脓性泪囊炎的患者，也常出现脓性分泌物，一般集中在内眼角。

（五）血性分泌物

血性分泌物呈淡粉色或明显的血红色，如果发现此类分泌物，应该考虑眼外伤。眼睛分泌物呈淡粉或略带血色，应考虑急性病毒性感染，这时患者同时会伴有眼睛红、耳前淋巴结肿大等症状。

七、你听说过"远视储备"吗

你知道小宝宝是远视眼吗？这个就跟"远视储备"有关。

(一)远视储备是什么

一般情况下,新生儿出生后眼球为远视状态,这种生理性远视称为"远视储备"。远视储备是指眼睛调节能力的储备,这种概念常用于幼儿到学龄前阶段的视力状态。随着生长发育,儿童青少年眼球的远视度数逐渐降低,比较理想的情况是儿童到12岁后才由远视眼发育成正视眼。远视储备是用来监测屈光度发展的重要指标,由于过早过多地近距离用眼,一些儿童青少年在6岁前即已消耗完远视储备,其在小学阶段极易发展为近视。在正常情况下,6岁儿童应当有+1.0 D~+1.5 D的远视储备。

由于儿童的眼睛调节能力处于一种相对较强的状态,这部分的远视储备并不影响儿童的视力。在以后使用眼睛的过程中,会因为近距离地使用眼睛,导致晶状体调节不佳,使得视力逐渐往近视状态发展,在这样的状态下,远视储备就会抵消一部分近视视力。所以,远视储备的存在可以减缓近视出现的时间,但是,也可能会延误对早期近视的发现。

建议当儿童成长到学龄阶段,开始长期近距离使用眼睛时,家长就要注意调整儿童的坐姿、注意用眼距离,以及控制电子设备的使用时间。还可以进行适当的户外运动、多看看绿色植物,有利于放松眼部肌肉。在一段时间的用眼后,可以做眼保健操或者转动眼球,从而预防近视的出现。

(二)远视储备不足是否能恢复

远视储备不足不能恢复。在临床中,如果对孩子远视储备不注意防护,会过早地消耗远视储备,会使得孩子过早地从远视眼消耗储备变成正视眼,过渡到近视眼,这是非常严重的问题。目前临床的大样本数据显示,孩子发生近视的年龄组,6~8岁之间是敏感期,因此家长一定要定期带孩子进行医学验光,关注孩子眼轴是否过度生长。此外,对远视储备过早消耗一定要引起重视,因为远视储备消耗以后不能逆转,会有近视眼风险。

八、你听说过"割眼袋"吗

(一)眼袋的介绍

眼袋又称睑袋,是眼睑皮肤松弛、眶隔薄弱、眶脂膨隆、轮匝肌肥厚及无力等诸多因素造成的眼睑皮肤向前隆起,形成悬垂的袋状结构。在上睑表现为皮肤过于松弛,眼睑饱满,悬垂遮蔽外侧或全部睑缘造成假性上睑下垂,在下睑表现为下睑饱满,下睑皮肤松弛,形成悬垂袋状结构,称为睑袋。

(二)睑袋的分类

1. 睑皮肤松弛症

睑皮肤松弛症多见于老年人,主要是上睑皮肤松弛、肥厚而向下垂,使睑缘变形。睑裂变小,遮蔽正常睑缘形态。

2. 睑松弛症

睑松弛症多见于中青年女性，眼睑皮肤变薄，弹性消失，皮肤呈紫红色，呈帘状下垂。

3. 眼轮匝肌肥厚

眼轮匝肌肥厚可出现在上睑或下睑，主要是轮匝肌无力，表现下睑缘下的眼睑出现与睑缘平行的隆起，其原因可能与眼轮匝肌频繁收缩有关。

4. 眶脂膨隆

眶脂膨隆是睑袋形成的重要原因，在青年人及老年人中均有发现，多发生在下睑。主要是眶内脂肪对着薄弱的眶隔和眼轮匝肌由后向前鼓起，在重力的作用下形成悬垂袋状结构。

5. 眉下垂

眉下垂多发生在外侧，遮蔽上睑。

6. 睑袋

睑袋是由于老年性面部皮肤松弛所致，多发生在下眶外下方的颊部和颧部。

对于睑袋的矫正要通过上睑或下睑整形手术完成。手术的目的一方面是治疗，另一方面是美容。故手术要慎重选择，尽量满足治疗和美容两方面的需求。

九、你听说过"功能性溢泪"吗

功能性溢泪是指一种没有器质性阻塞的泪液引流不畅症状，即冲洗泪道通畅而有溢泪的情况，主要是因为泪液的引流功能即泪泵作用不全所致，虽然泪道通畅却不能正常地将泪液引流至鼻腔，故亦称为"无张力性溢泪"或"功能性溢泪"，包括由于眼轮匝肌麻痹、眼睑皮肤及肌肉松弛导致眼轮匝肌肌力下降者，由于泪液泵的功能被破坏，包括泪点功能不全、泪囊功能不全和鼻泪管瓣膜功能不全者等。

因此临床上功能性溢泪常见病因主要有以下几种。

（一）泪阜肥大

泪阜在泪液引流中起重要作用。泪阜体积变大，包括老年性泪阜肥大和泪阜肿物等都是造成功能性溢泪的原因。增大的泪阜会阻塞下泪小点，影响瞬目（眨眼）过程中泪道系统负压的形成，从而影响泪液的排出口；增大的泪阜将泪点推离了眼球，使下泪小点轻度外翻，影响泪液进入泪道导致溢泪；增大的泪阜导致眼表内眦区域的泪膜不稳定，影响泪液在泪湖的收集，进而影响泪液引流。

（二）下眼睑皮肤、肌肉松弛

下眼睑皮肤、肌肉松弛，特别是眼轮匝肌松弛、肌力下降则直接造成了泪道泵功能的不全，引起溢泪。

（三）结膜松弛症

过度松弛的球结膜堆积在眼球与下睑缘内、外眦之间形成皱褶引起的眼表泪液学的异常也是造成溢泪的原因：松弛的球结膜机械性阻碍了泪液的正常流向；松弛结膜直接阻塞了下泪小管开口，致泪液流出障碍。

（四）鼻炎

鼻炎会造成鼻黏膜的水肿，从而使鼻泪管开口的阻力增加，泪液不能顺利进入鼻腔而导致功能性溢泪。

十、泪道阻塞不要怕

泪道阻塞是眼科常见病、多发病，是一种常发生在泪点、泪小管、泪囊与鼻泪管交界处以及鼻泪管下口，以溢泪为主要症状的疾病，若治疗不彻底，有导致眼内、外感染的危险。

（一）做好个人卫生，让你远离泪道阻塞

害怕自己得泪道阻塞？不要怕，教你几步远离泪道阻塞。

（1）首先，做到勤洗手。按照七步洗手法操作，让细菌、病毒统统走开。一定要记得洗手搓揉时间大于 15 秒，不准偷懒哟。

（2）其次，要注意切勿揉眼睛。这句话是不是很耳熟？眼睛一痒就想揉眼睛，越揉越舒服，这时候家长就要上场了，制止你用手揉眼睛。小朋友，你是不是有很多问号，那眼睛痒怎么办？你可以通过用力眨眼睛，向远处眺望，或者转动眼球来缓解眼痒的症状。那为什么不提倡用手揉眼睛呢？因为用手揉眼睛不仅可能造成眼睛物理性伤害，而且手上的细菌、病毒可能会进入眼睛，造成结膜炎等眼科疾病。

（3）再次，还需要做到毛巾等私人物品和家人分开使用，不定时用热水杀菌，或在太阳下暴晒。

（4）风沙天外出时戴上防护眼镜，可以减少外界对眼睛的刺激和损害。

眼睛需要我们每个人细心呵护，养成良好的卫生习惯能帮助我们预防大部分的眼科疾病。

（二）泪道堵塞的治疗方法

根据泪道阻塞的程度和部位，目前的治疗手段有：泪道冲洗、泪道探通、泪道激光、泪道置管术和鼻泪管吻合手术等。传统的治疗手段如鼻泪管吻合手术，目的是将泪水经泪囊引流到鼻腔排出。由于要在鼻骨上用电钻打槽，术后皮肤手术疤痕明显，加上手术时间长、恢复慢、痛苦大，现在已很少采用了。

当前大多采用鼻内窥镜下行泪囊开放术，手术创伤小、恢复快。如果单纯下泪道阻塞的话则可采用鼻泪管气球扩张联合硅质泪管植入术，手术通过放置细导管到鼻泪管局部狭窄处，以通气的气球将其撑开，再将特制单管硅质泪管植入，将泪管固定扩大，帮助泪液引流。

十一、防蓝光眼镜是智商税吗

防蓝光眼镜，真是智商税吗？

（一）什么是蓝光

在自然光线中能够被人眼识别的光称为可见光。毛主席有诗云“赤橙黄绿青蓝紫，谁持彩练当空舞”，说的是可见的七彩光线。不同颜色的可见光，波长不一样。其中蓝光波长 400~500 nm，属于短波长，具有能量高、穿透力强的特点。在可见光范围之外，存在许多我们肉眼无法辨识的光线，比如更短波长的紫外线和更长波长的红外线。

蓝光无处不在。在太阳光中 25%~30%是蓝光，而我们生活中无法“断舍离”的手机、平板、电脑屏幕、LED 灯等电子设备发出的光线中都含有蓝光。

（二）蓝光都是有害的吗

不全是如此，蓝光可以用来治疗新生儿黄疸，这是因为新生儿黄疸时体内沉积的胆红素的吸收波段和蓝光波段一致，通过光氧作用，可以将脂溶性的胆红素转化为水溶性的胆红素，从而经由大便排除。

此外，蓝光具有调节生物节律的作用。以 480~500 nm 之间蓝光为主，可以调节褪黑素水平，与睡眠、情绪和记忆力等有关。

动物研究显示，430 nm 的蓝光对豚鼠光学离焦性近视的生成具有阻止作用，这意味着蓝光可能具有近视保护作用。而且近年很多研究证实，当前儿童近视的高发与户外活动缺乏有关，室内的光线与自然光相比蓝光有所欠缺，蓝光的缺乏也可能是导致近视高发的一个因素。因此儿童采用一定蓝光比例的光源可能对近视发展有一定保护作用。不过，目前关于蓝光具有近视保护作用的结论还有待更多的研究证实。

因此，蓝光都是有害的这一说法并不准确。

（三）短波蓝光的危害

让人畏之如虎的，与其说是蓝光，不如说是短波蓝光。

短波蓝光是波长处于 400 nm 至 480 nm 之间具有相对较高能量的光线。该波长内的蓝光会使眼睛内的黄斑区毒素量增高，严重威胁我们的眼底健康。

最常见的危害包括以下几个方面。

（1）睡眠障碍。短波蓝光会抑制褪黑素的分泌，褪黑素分泌减少影响睡眠状态，这也是为什么很多人抱怨睡前玩手机或平板电脑睡眠质量差的原因。

（2）眩光和视疲劳。高能量的短波蓝光，遇到空气中细小粒子时散射概率较高，容易引发眩光，使得本来正好聚焦于视网膜的成像聚焦于视网膜前，造成色觉偏差。这也解释了为什么长时间使用手机或电脑等电子屏幕的人群会出现视物模糊、眼部酸胀等不适。

（3）晶状体混浊。除了紫外线导致晶体混浊出现白内障以外，人的晶状体也会吸收部分蓝光，从而进一步加重白内障程度。

（4）黄斑病变。400 nm 至 450 nm 之间的短波蓝光会导致黄斑区毒素量增加，导致眼底出现黄斑病变。

（5）视网膜光损伤。400 nm 至 450 nm 之间的短波蓝光具有强穿透力，会穿透晶体到达视网膜，导致视网膜色素上皮细胞以及光感细胞的损伤和萎缩，进而导致视力不可逆地下降甚至丧失。

但是蓝光对视网膜的损伤与光照程度和时间长度有关。2014 年，中国标准化研究院视觉健康实验室联合温州医科大学做了一次蓝光视网膜损伤研究，得出结论：当蓝光峰值广谱 460~500 nm，照度超过 1 500 lx，直接照射视网膜细胞持续 3 小时以上，会出现细胞活力明显下降和凋亡。

实际上，日常室内的照度一般不会超过 600 lx，同时现在广泛使用的 LED 灯都是结构封装，采用背光或者侧发光模式，蓝光的强度远达不到引起损伤的程度。而且经过多年的演化，我们人类的眼睛也没有这般脆弱，人眼具有自动调节入眼光线的能力，而且晶状体本身也可以过滤部分蓝光，因此只要不是直视特别强烈的光线，日常生活中接触到的蓝光的危害远达不到“谈虎色变”的程度。不过对于长时间使用电子产品的人群而言，存在由于蓝光造成的视疲劳。

（四）防蓝光眼镜有何妙用

防蓝光眼镜是通过在镜片表面镀膜（即防蓝光贴膜）将有害蓝光进行反射，或者通过镜片基材加入防蓝光因子，将有害蓝光进行吸收，从而实现了对多数蓝光的阻隔作用，减少蓝光对眼睛的持续伤害。此外，防蓝光眼镜可以提升人眼的视力对比敏感度，提高视功能。

对于因糖尿病视网膜病变进行视网膜激光光凝术治疗的患者而言，防蓝光眼镜可以改善视网膜光凝术后的视觉质量。而干眼症人群，尤其是长期使用电脑或手机、平板电脑等电子产品的人群容易出现眩光和视疲劳，佩戴防蓝光眼镜后，最佳视敏度和对比敏感度都有不同程度的提高。从这个角度而言，防蓝光眼镜不失为一个保护眼睛的得力干将。

（五）防蓝光眼镜既然有用，那么人人都需要佩戴吗

不需要人人佩戴防蓝光眼镜。在正常的工作学习中，无须对蓝光危害过于敏感，也没有必要天天佩戴防蓝光眼镜。但是对于已有视网膜病变，或者已行白内障手术人群，对蓝光过滤作用比较低，需要比正常人更加注意对蓝光的防护，可以选择佩戴防蓝光眼镜。此外，长期对着电子屏幕的人群，一副合格的防蓝光眼镜可以帮助减轻眩光和视疲劳症状，也可以在一定程度上减少蓝光对眼睛的损伤。

鉴于前文提及蓝光可能具有一定程度的近视保护作用,因此不建议青少年儿童日常佩戴防蓝光眼镜。相比佩戴防蓝光眼镜,注意用眼习惯可能更重要。毕竟伤害眼睛的不良习惯有很多种,总不能都让蓝光来背锅。

一个好的用眼习惯:20-20-20 原则。即:用眼 20 分钟,盯着 20 米以外之处,让眼睛休息至少 20 秒。

对于青少年儿童而言,则需要“走出去”,多进行户外活动,每天白天进行 2 小时以上的户外活动(散步、户外发呆都可以),可以帮助控制近视发展。

你对眼睛真正的爱,应该体现在好的行为习惯上。健康的用眼习惯,才能拥有健康的眼睛,愿人人都拥有明亮的眼睛。

十二、性病会影响眼睛

性病是一种全身性疾病,根据病变的程度可以影响身体各个器官,眼睛也不例外,所以性病对眼睛也有影响,它可以损害视力、视功能,造成严重的后果。常见的性病有淋病、梅毒和艾滋病。

(一)淋病

主要是淋病双球菌引起的淋球菌性结膜炎,多见于新生儿,由母亲传染,表现为急性化脓性结膜炎,严重者会因病菌侵犯角膜使视力下降。

(二)梅毒

梅毒可分为先天和后天两大类,主要是梅毒螺旋体的感染,先天可通过胎盘传给胎儿,后天是直接感染。对眼睛的影响主要表现为虹膜睫状体炎,神经病变有阿罗瞳孔、视神经萎缩,脉络膜视网膜炎症,还有角膜基质炎等。

(三)艾滋病

艾滋病是一种由艾滋病毒引起的严重的传染病,死亡率极高。它可以累及眼部,引起眼部的并发症。常见的病症有视网膜棉绒斑,多在后极部视盘周围;巨细胞病毒性视网膜炎造成视网膜的急性坏死;眼部的 Kaposi(长波西)肉瘤,常见眼睑、结膜及泪囊区、皮肤或结膜下青蓝色结节。除此之外,还可以表现为巩膜炎、睫状体炎、脉络膜肉芽肿、急性视盘炎、眼外肌麻痹和青光眼等,可使眼部视功能丧失而致盲。

第二章 眼部疾病知多少

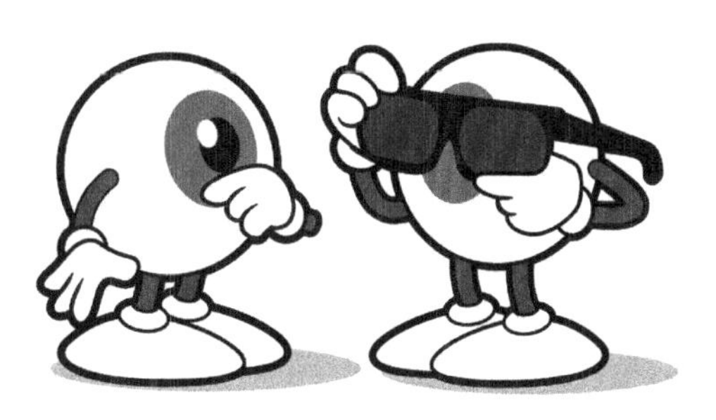

眼睛是人重要的感觉器官之一，由于生活习惯、环境污染和遗传等因素的影响，眼睛也可能会患上各种疾病。从常见的视力问题到严重的眼部感染和疾病，与眼睛相关的疾病非常复杂多样。如果不能及时诊治和管理，这些疾病可能会严重影响患者的视力和生活质量。

本章将涵盖眼睛的各种常见疾病和问题，无论是视力问题、眼部感染、青光眼、白内障还是眼睛的其他疾病，及早发现和识别都是至关重要的。通过学习本章提供的知识可以增加人们对眼部疾病的认识，帮助人们更好地保持眼部健康，让我们一起拥有清晰明亮的视野。

第一节　干眼症

随着各类电子产品的发展和普及，人们对电子产品使用的频率和依赖性越来越高，长期使用电子产品导致现在干眼症患病率居高不下。你能想象我国的干眼症发病率高达 21%~30%吗？中老年人、长期使用电脑的人、长期熬夜的人、长期使用滴眼液的人是干眼症的高发人群。那么你了解干眼症吗？

干眼症是指任何原因造成的泪液质、量的异常或者动力学异常，导致泪膜稳定性下降，并伴有眼部不适或眼表组织病变特征的多种疾病的总称。

一、干眼症的临床表现和引发原因

（一）干眼症的临床表现

干眼症的主要临床表现为干燥感、异物感、烧灼感、疲劳感、流泪、视力波动等眼部不适。导致干眼症的危险因素主要有：老龄、女性、高海拔、糖尿病、翼状胬肉、空气污染、眼药水滥用、长时间使用视频终端（VDT）、眼部手术（如角膜屈光手术、白内障手术等）、过敏性眼病和部分全身性疾病等。

（二）常见的可引起干眼的原因

长期生活在户外的风沙中或阳光下；在室内长期使用空调，长时间面对电脑屏幕或阅读，过敏性结膜炎，结膜松弛，睑缘炎症，睑板腺功能障碍，睑裂闭合不全；神经系统疾病如面神经麻痹；眼部手术，如角膜屈光手术、白内障手术、角膜移植术等；全身免疫系统疾病，如干燥综合征、风湿性关节炎、系统性红斑狼疮等；眼部的酸碱烧伤、热烫伤；长期佩戴隐形眼镜；更年期，特别是妇女长期使用一些药物，如口服避孕药、抗抑郁药、阿托品等。

二、干眼症的自测量表

干眼自测一般采用视觉模拟量表（Visual analogue scale，VAS）（见下表）。

测试时要求受试者在水平线上画一道竖线，对因为眼睛干燥产生的每种眼部症状给出不适程度。0%对应“无任何不适”，100%表示“最高程度的不适”。

序号	条目
1	烧灼/刺痛感 0%————100%
2	瘙痒 0%————100%
3	异物感 0%————100%
4	视力模糊 0%————100%
5	眼睛干燥 0%————100%
6	畏光 0%————100%
7	疼痛 0%————100%

以上 7 个症状中，任一症状评分≥40%就考虑有干眼症，需要去医院进一步明确诊断。

三、眼睛总是流泪可能不是“湿眼”是干眼

眼睛总是流泪，可能不是“湿眼”，而是干眼。

有不少人遇到风吹，或长时看手机、电脑等电子产品就会出现流泪症状，但没有眼红、眼痛、分泌物多等不适，很多人认为这是“湿眼”，但这也有可能是干眼症（Dry eye disease，DED）引起的。干眼为什么会引起溢泪或流泪呢？

其实，眼睛表面有一层泪膜（角膜表面的一层泪液组织），可使我们的眼球表面保持湿润，改善眼睛的屈光系统（这就解释了干眼病人为什么会出现视力波动）。当泪膜涂布异常引起干眼时，若再遇到有风的环境或干燥的环境时，可能会加快泪液蒸发，导致干眼加重，进而刺激眼表引起反射性流泪或溢泪。

综上所述，当遇到风吹或干燥环境时出现流泪症状，很可能是由于干眼引起的，需要去医院进一步明确诊断及治疗。

四、患干眼症后的护理

（1）首先可做眼部热敷。热敷可促进睑板腺、泪腺功能，改善睑板腺脂质量。可使用一次性发热眼罩或热毛巾，闭眼热敷 10~15 分钟，温度维持在 40~45 ℃为最佳。一般建议每天 1~2 次，坚持 2~4 周。

（2）其次可做眼睑按摩。主要适用于睑板腺功能障碍的干眼患者，可以在热敷后进行按摩，帮助睑脂排出。按摩前洗净双手，一手食指指腹往外牵拉外眼角，另一

手食指指腹自眉弓处向睫毛根部垂直方向按摩上眼睑,从内眼角往外眼角逐步推进。下眼睑自下往睫毛方向按摩,方法同上睑。每个眼睑按摩5遍。

(3)此外保持眼部清洁。跟手部清洁不一样,眼部清洁不能直接用酒精、消毒液等高刺激产品。目前有眼部专用低刺激的清洁棉片,部分还具备免洗配方,主要适用于睑缘有炎症、蠕形螨感染或者油脂过多等情况。使用时应用清洁湿巾来回擦洗上下睑缘、睫毛根部。

(4)要合理使用眼药水。如感觉眼干、有异物感时可适当使用人工泪液,如玻璃酸钠类滴眼液(建议每天4~6次),也可以用人工泪凝胶(每天1~3次)。切记不要随便点用"网红"眼药水、消炎药或抗病毒药。

五、把干眼症扼杀在摇篮里

不要傻傻地以为得了干眼症,就只是眼睛干涩,没什么大不了的。那你就大错特错了,等到疾病降临到自己身上时,后悔都来不及。所以大家要按照下面总结的几点来保护眼睛,把干眼症扼杀在摇篮里。

(一)勤眨眼

人正常情况下每分钟眨眼15~20次。看电脑、手机的时间长,眨眼的次数就减少,导致泪水量减少,所以平时要主动眨眼睛,保持眼球湿润。

(二)热敷眼睛

每天花10分钟用干净的热毛巾敷眼睛,能疏通堵塞的腺体,这样可以保证泪水在眼睛停留时间长,不会被快速蒸发。

(三)用眼劳逸结合

干眼症患者日常要注意健康用眼,减少手机、电脑等电子设备的使用时长和频率。用眼30分钟左右就应适度休息。如果感到眼部不适,不要用手直接揉眼睛,可上下左右转动眼睛或者远眺;闭目养神也可有效缓解眼睛的不适感。

(四)尽量少戴隐形眼镜

长时间佩戴隐形眼镜,会使泪液分泌减少。隐形眼镜含的水分就是从眼睛获得的,戴过隐形眼镜的人都会有眼睛时常干涩的感受。

(五)食补攻略

需要长期对着电脑工作的人,可以多吃一些新鲜的蔬菜和水果,有助于预防眼睛干涩和夜盲症等。

(六)改善居住和工作环境

如果工作或居住环境比较干燥,可以使用加湿器,增加室内湿度。

(七)睑板腺按摩

学会了睑板腺按摩,自己在家也能缓解干眼烦恼。左眼按摩方法如下。

(1)热敷后,轻轻闭上双眼,用拇指和食指放在左眼上眼皮的内眦和外眦上,分别向中间用力。

(2)使睑板呈弓形,同时施加一个向下的力,对上眼睑进行轻柔按压,不要用力过度。

(3)参照上眼睑按压方式,用同样的方法对下眼睑进行轻柔按压。

右眼的按摩方法同左眼。

第二节 生活中常见的几种眼病

眼部的疾病有很多,下面给大家列举一些日常生活中常见的眼部疾病。

一、总想"挠挠"眼睛的过敏性结膜炎

眼睛好痒,怎么"挠挠"?

"大夫,我就想把眼睛拿出来挠挠,有没有什么办法可以挠挠?"

"想把眼珠子抠出来放水里洗洗再放回去!"

"感觉眼睛里有一堆蚂蚁在爬来爬去,好难受!"

每年春秋换季的时候,眼科门急诊便会有很多以"眼痒"为主诉的患者,这种情况,十有八九都是过敏性结膜炎引起的。什么是过敏性结膜炎呢?过敏性结膜炎是眼部对环境过敏原的反应引起的一组疾病的总称,每年至少累及20%的人,显著影响他们的生活质量。

(一)常见的过敏性结膜炎

1. 季节过敏性结膜炎

季节过敏性结膜炎发病过程通常较缓慢,需要数天到数周,其病程与一个或多个特定花粉季节相对应。最主要的主诉就是眼痒,绝大多数致敏原是与季节相关的花粉,60%以上的患者伴有过敏性鼻炎。

2. 常年过敏性结膜炎

常年过敏性结膜炎与常年存在的、通常为室内的致敏原环境暴露有关。常见致敏原有尘螨或者动物皮屑等。部分患者症状较轻,尤其是老年患者,症状多不典型。猫毛也是部分常年过敏性结膜炎患者的常见过敏原。

(二)过敏性结膜炎的常见表现

出现以下不适要高度怀疑是过敏性结膜炎,其常见临床表现包括:

(1)眼痒,最突出的临床表现;

(2)异物感;

(3)结膜囊分泌物增多,白色黏液性;

（4）畏光；

（5）儿童患者会揉眼、频繁眨眼。

（三）过敏性结膜炎的常见问答

（1）过敏性结膜炎的患者看上去是什么样子的呢？

①结膜充血，眼睛布满红血丝。

②结膜水肿，眼白处出现水汪汪的小鼓包。

（2）如果得了过敏性结膜炎，看医生之前自己可以做什么？

①不能揉！停止揉眼，揉搓可导致机械性肥大细胞脱落，加重症状。

②停止使用角膜接触镜（隐形眼镜、美瞳等）。角膜接触镜可黏附花粉颗粒，加重过敏反应。

③适当冷敷，减轻眼眶和眼眶周围水肿，把抗过敏眼药水放在冰箱里保存可增强止痒效果。

（3）常用药物有哪些呢？

①抗组胺药。局部用抗组胺眼药水，若症状较重并伴有眼外症状，如打喷嚏、流涕明显，可口服抗组胺药物，如西替利嗪片、氯雷他定片。

②肥大细胞稳定剂。花粉季节前 2 周开始治疗，如使用色甘酸钠滴眼液、吡嘧司特钾滴眼液等。

③抗组胺药及肥大细胞稳定剂双效药物。首选药物如奥洛他定滴眼液、盐酸氮卓斯汀滴眼液等。

④糖皮质激素。适用于严重过敏性结膜炎和病情反复迁延的患者，需在眼科医生监测下使用。糖皮质激素有可能导致眼压升高、白内障、感染等。易导致眼压升高的激素药物还有醋酸泼尼松龙（1%）、磷酸地塞米松（0.1%），家中如果有这些药物，要千万小心，用前应咨询医生。

⑤其它药物。人工泪液（玻璃酸钠滴眼液）可以稀释并去除过敏原，润滑眼表；非甾体抗炎药（双氯芬酸钠、普拉洛芬等）适用于部分轻度的季节性过敏性结膜炎。

（4）点相关的眼药水需要注意什么？

①抗过敏药物平时可以放冰箱冷藏，使用时止痒效果更佳。

②每种眼药水之间使用间隔 3~5 分钟，药物滴入后闭眼几秒钟有助于眼组织吸收药物。

③点药后尽量避免用力反复眨眼，避免局部用药物更迅速地被冲离眼表。

（5）过敏性结膜炎治疗的关键是脱离过敏原吗？

是的，治疗之本是远离过敏原。具体做法就是先查清楚过敏原，然后针对不同的过敏原，找到相应的应对处置办法。

①查清过敏原。对于症状比较严重的过敏患者，可尽快前往变态反应科就诊，查

清过敏原，方可有的放矢，尽量避免或减少接触过敏原。

②尘螨过敏。更换旧枕头、毛毯、床垫。使用尘螨无法透过的枕套、被套和床垫。经常清洗床上用品（最好加热洗）。经常在家中吸尘和除尘。

③动物皮屑过敏。最好不要饲养可导致过敏的动物。若坚持室内饲养可导致过敏的动物，任何措施都不能有效控制过敏。若居住在曾经室内养过宠物的房间，应移除或彻底清洁旧地毯、家具和窗帘。

④花粉过敏。在花粉季节应采取保护措施，致敏花粉浓度高的日子要做好防护。过敏人群避免上午 10 点到下午 5 点花粉浓度较高时段外出。晴朗微风气温高的天气，花粉较多。降温降雨天气，花粉较少。过敏人群外出尽量佩戴口罩和护目镜。

二、眼睛上长了“疙瘩”是麦粒肿还是霰粒肿

随着手机的普及，我们的生活已经离不开它了。无论是看剧、刷视频、打游戏等活动，都需要长时间注视手机屏幕，但是这些活动可能会导致眼部疾病。如果孩子的眼皮上长了一个包，家长的第一反应往往是孩子长针眼了。其实，孩子眼皮上长的包可能不是麦粒肿，而是霰粒肿。

（一）麦粒肿

麦粒肿，又称针眼或睑腺炎，是眼科比较常见的疾病之一，主要是内热外毒攻窜上火导致的。其主要特点是眼睑近睑缘部（上下眼皮接触的地方及附近）生小疖肿，局部红肿疼痛起硬结，易于溃脓。该病与季节、气候、年龄、性别无关，可单眼或双眼发病。

（二）霰粒肿

霰粒肿是一种慢性炎症性疾病，其由睑板腺管道阻塞和分泌物积留而引起，主要表现为睑板腺慢性炎症性肉芽肿，也称为睑板腺囊肿。这种疾病病程缓慢，通常无疼痛等明显症状，但可能会引起沉重感、暂时性散光或异物感。

早期的霰粒肿可通过温热敷和使用抗生素眼药水等局部治疗措施进行治疗。对于小型囊肿，无须治疗，大型囊肿也无须立即手术。但对于老年患者，如眼睑肿胀、硬结迅速增大等情况，应及时就医，排除睑板腺癌的可能性。

三、眼前总有黑点在飞——飞蚊症

眼前总有黑点在飞，抬头看天空、看白墙，也总觉得有些黑点乱晃，这种经历不少人都有过。这种现象就是飞蚊症，虽然不会对视力造成太大影响，但是时常出现在视野中的黑点，不免会给人带来些许烦恼和不安。

（一）飞蚊症是什么

飞蚊症是一种常见的眼部疾病，是指眼前有飘动的小黑影，或点状、片状、条索状

漂浮物，就像蚊蝇飞影，看白色等明亮背景时更明显，有时可伴有闪光感，也有人称之为“飞蝇症”。目前多认为飞蚊症是玻璃体内的不透明物体投影在视网膜上产生的，故很多研究者认为，飞蚊症即“玻璃体混浊”，但实际上两者有所不同。一般来说，飞蚊症是患者就诊时描述给医生的主观症状，玻璃体混浊指玻璃体中出现不透明物，是客观体征。临床上常见的飞蚊症，经检查并不都能发现明显玻璃体病变。

（二）飞蚊症的消除

目前，没有一个特定的治疗方法可以完全消除飞蚊症。对于轻度的症状，可以通过保持良好的生活习惯和养成合理的饮食习惯，保持眼部健康。如果症状严重到影响生活，可以寻求医生的帮助，采取必要的治疗手段，如药物或激光等治疗方法。

（三）眼前有飞蚊、闪光，小心视网膜脱离

值得注意的是，出现眼前黑点，不一定就是飞蚊症。其他一些眼部疾病同样会引起类似的症状，例如玻璃体积血、玻璃体炎，甚至是视网膜脱落等。要想区分这些疾病，需要通过专业的检查和诊断。

总之，飞蚊症虽然是一种常见的眼部疾病，但是对于日常生活和视力损害有限。如果出现眼前有黑点等症状，不要过于紧张，及早就医，做好相关检查诊断，有针对性地进行治疗，这是保护眼部健康的关键。

四、总是泪眼蒙眬——慢性泪囊炎

为什么她总是泪眼蒙眬？带你认识慢性泪囊炎。

（一）慢性泪囊炎是什么

春秋季节，眼睛经常流泪，看起来红肿，眼周皮肤潮湿甚至出现湿疹，用手指按压内眼角处，有黏液或白色分泌物从眼角流出。不要认为这是着急上火导致的，它其实是由于鼻泪管阻塞或狭窄引起的慢性泪囊炎。这种疾病常见于中老年女性，通常还合并沙眼、鼻炎、鼻息肉、泪道外伤、下鼻甲肥大、鼻中隔偏曲等疾病，造成阻塞鼻泪管，泪液不能及时排出，长期滞留在泪囊内。

慢性泪囊炎为什么会产生脓性分泌物呢？这是因为长期滞留在泪囊内的泪液不能及时排出，由于葡萄球菌、肺炎链球菌等细菌不断滋生，刺激泪囊壁，导致泪囊黏膜慢性炎症引起黏液性或脓性分泌物。

（二）慢性泪囊炎的治疗

泪道冲洗适用于该病早期的患者，可使用左氧氟沙星眼药水、妥布霉素眼药水等，每天 4~6 次。在用药之前用无菌棉签清洁睑缘，按压泪囊部，挤净分泌物，使用生理盐水冲洗泪道，同时联合鼻腔疾病的治疗药物。

泪道探通术适用于鼻泪管出现部分狭窄的患者。

泪囊鼻腔吻合术适用于泪点和泪小管正常者。

泪囊摘除术适用于泪囊过分狭小，或患者年老体弱，或伤后有严重瘢痕者。

五、眼皮抬不起来——上睑下垂

我们经常会见到一些睁眼费力的孩子和成人，为了看东西常抬头皱额，显得很吃力，长此以往额纹加深，眉毛上挑，甚至被误认为鼻孔看人而产生误会，这就是上睑下垂。正常人眼睛平视时上睑缘遮盖黑眼球应少于 2 mm，而上睑下垂患者的上睑缘轻者遮盖部分瞳孔，严重者瞳孔全部被遮盖。

上睑下垂给人的印象总是一副无精打采、双目无神的状态，先天性患者还可能严重影响视功能发育，从而造成弱视。

上睑下垂可以是单侧或双侧发病，可分为先天性和后天性两类。先天性最常见，主要由于动眼神经或提上睑肌发育不良。后天性上睑下垂，多为外伤性上睑下垂，因损伤了动眼神经或提上睑肌引起，除外伤性之外，还有由于局部或弥漫的肌肉疾病所致，如重症肌无力。

六、"可怕"的视网膜脱离

《假如给我三天光明》是盲人作家海伦·凯勒的一部作品，该作品以自传式风格展现了海伦的成长历程。在年幼时突发的眼疾使海伦失去了视力，使得她感到无助、孤独和失落。在老师的帮助下，她慢慢地认识到自己失去了视觉的同时，也拥有了其他感知能力，因此要学会积极寻找生命的意义和快乐。

当今社会，电子产品的普及给我们带来了很多方便和快乐，但不正确的用眼习惯和过度用眼也会给眼睛造成伤害。因近视引起的视网膜脱离的发病率逐年上升，这引起了人们对视力健康的重视。对于视网膜脱离，你知道多少呢？

（一）视网膜脱离的表现

视网膜脱离是视网膜的神经上皮层与色素上皮层的分离。两层之间有一潜在间隙，分离后间隙内所潴留的液体称为视网膜下液。视网膜脱落就像电视屏幕掉出来了一样，导致视网膜和眼球其他部分之间断开连接，从而使得眼睛无法正常工作。

脱离部分的视网膜无法感知光刺激，导致眼部来的图像不完整或全部缺失。当视网膜脱落时，人可能会出现视力模糊、眼前出现闪烁或黑点、视野缩小、眼球内部出现流动物体等症状，甚至视力完全丧失。

视网膜发生部分脱离时，脱离对侧的视野中出现固定的云雾状阴影。发生黄斑区脱离时，中心视力急剧下降。视网膜脱离之前通常有先兆症状，眼球运动时出现闪光感。由于玻璃体混浊，视野内常有黑影飘动。若视网膜全脱离，视力减至光感或完全丧失。在视力减退前也常有视物变形，眼球运动时有物象震颤的感觉，由于眼内液更多地通过色素上皮进入脉络膜致使眼压偏低。脱离范围广和时间越久，眼压越低。

偶尔也有眼压偏高的病例。脱离较久的视网膜后面可见白色沉着小点。当视网膜复位，视网膜下液被吸收，眼压可恢复正常。

（二）视网膜脱离的原因

视网膜脱离与以下多种因素有关。

1. 年龄

随着年龄的增加，玻璃体的胶状物会慢慢变成水样的物质，称之为液化。玻璃体液化是一个退化、衰老的过程，每个人都会遇到。一般情况下，在20~40岁有5%的概率出现液化，到80岁左右出现液化的概率可达80%。

2. 视网膜变性

有一些视网膜变性，如格子样变性、霜样变性、铺路石样变性，特别容易形成视网膜裂孔。这是因为变性降低了视网膜的黏着力，导致抗牵引力降低。

3. 近视眼

近视眼易产生玻璃体变性及后脱离。视网膜变性如格子样变性、铺路石样变性等更可能出现在近视眼中。近视眼周边视网膜的脆弱性，再加上玻璃体视网膜牵引，极容易引起视网膜脱离。高度近视的情况更加严重。如果视网膜变性进一步发展，出现了视网膜裂孔，就需要做眼底激光手术以封闭裂孔，避免发生视网膜脱离。临床上也有的医生主张对高风险的视网膜变性进行预防性激光治疗。

4. 外伤

在挫伤中，撞击运动的瞬间可以使眼球暂时变形。尽管眼球壁能顺应外力，但玻璃体不能，此时玻璃体基底部与球壁分开，容易产生视网膜锯齿缘离断。穿通性眼外伤可直接造成孔源性视网膜脱离，而后期玻璃体增殖可能引起牵引性视网膜脱离。

5. 无晶体眼

白内障手术伴有玻璃体并发病的人容易发生视网膜脱离。白内障摘除手术后，玻璃体腔变大，增加了玻璃体摆动的空间，使其对视网膜的牵引力增强。手术中玻璃体的丢失加剧了这种作用。有玻璃体嵌顿时，则改变了玻璃体后脱离的自然状况，从而诱发了玻璃体对无晶体眼视网膜的牵引效应。

视网膜脱离发生后，感光细胞层的营养受到损害，如不及时复位，视网膜将发生萎缩及变性，视力障碍将不可恢复，即使经过手术成功地使视网膜复位，视功能也难以100%恢复。久不复位的视网膜脱离，可并发虹膜睫状体炎瞳孔闭锁、并发性白内障、继发性青光眼，甚至眼球萎缩。早日诊断、早期手术才能使预后转佳。延误时机，即使成功的手术，亦不能挽救视力。

（三）视网膜脱离的预防

视网膜脱离的高发群体就是中老年人、中高度近视人群和剧烈运动的人群。针对这些病因可以进行相应的一些预防，具体如下。

（1）中高度近视眼的中青年患者，一定要定期到眼科检查眼底，对可能导致发生视网膜脱离的眼底病变尽早处理，预防视网膜脱离。

（2）突然出现飞蚊症和闪光感，或者眼前“飞蚊”突然增多，应尽快就医，通过散瞳详细检查眼底，尽早发现可能存在的视网膜裂孔，及时采用激光手术封闭裂孔，防止发生视网膜脱离。

（3）避免剧烈的运动，像篮球、足球、跳水这些高碰撞、高对抗性的激烈运动都要尽量避免的。从事这些运动的运动员要定期检查眼底，对可能导致发生视网膜脱离的眼底病变尽早处理。

七、怒目圆睁可能是甲状腺相关眼病惹的祸

“怒目圆睁”是形容人愤怒的表情，指人生气时眼睛瞪得又大又圆。然而，有种眼科疾病看起来就是这个表情，那就是甲状腺相关眼病。

（一）什么是甲状腺相关眼病

甲状腺相关眼病（Thyroid associated ophthalmopathy，TAO）是一种自身免疫性疾病，与甲状腺疾病密切相关。自身免疫疾病简单来说，就是人体自身本来用来抵御外来“物种”入侵的免疫细胞，却对自身甲状腺发起攻击。当甲状腺受到攻击，就会引起甲状腺功能紊乱，即甲状腺功能异常。临床上可分为甲状腺功能亢进（甲亢）、甲状腺功能减退（甲减）两种类型。当眼部组织受到免疫细胞攻击时，就会引起一系列眼病，即甲状腺相关眼病。在成年人眼眶疾病中，甲状腺相关眼病的发病率位居第一。

甲状腺相关眼病突眼是发生甲状腺功能亢进时出现的一种最典型、常见的症状。甲亢突眼主要是因为甲状腺激素的过量作用而导致交感神经兴奋，使眼外肌和提上睑肌张力增高，进而眼肌及眼球后组织发生炎症和水肿，致使眼球从眼窝中突出。由此可见，甲状腺眼病所导致的是“眼突”而不是“眼睛变大”。

（二）甲状腺相关眼病的治疗

甲状腺相关眼病的治疗很难一蹴而就，即使是手术，效果也不是立竿见影的。这是一个疾病延缓和复发的拉锯战，会给患者带来很大的心理压力。通常的治疗方案有四种。

1. 药物治疗

常用药物有糖皮质激素或者免疫抑制剂。近年来大家健康意识不断提高，开始有了基本的医学常识，但是说起激素来，大家往往都是一头雾水。糖皮质激素为什么在医疗上得到广泛应用？那是因为它能抗过敏、抗炎症，有增强机体对毒性的耐受性等作用。免疫抑制剂是使组织损伤得以减轻的一种物质。它具有免疫抑制作用，可抑制机体异常的免疫反应，目前广泛应用于器官移植抗排斥反应和自身免疫性疾病

的治疗,而甲状腺相关眼病就是自身免疫性疾病。

2. 眼睛局部治疗

为了预防暴露性角膜炎,白天用凝胶或人工泪液滴眼,晚上睡前用眼膏保护角膜。

知道为什么要这样做吗?因为甲状腺相关眼病的患者眼睛闭合不全,眨眼睛次数减少。

只有白天是这样吗?他们晚上睡觉时眼睛也是闭合不全,眼球暴露在空气中的时间长,造成他们眼睛异常干涩,必须靠眼药水缓解。

3. 放射治疗

放射治疗主要是为了抑制甲状腺功能亢进,延缓病情发展。但放射对身体的伤害想必大家都不陌生。

4. 手术治疗

中重度的甲状腺相关眼病患者通常应采取手术治疗,常见手术方式有:眼眶减压术治疗、眼睑退缩手术治疗、眼肌手术治疗。

(三)得了甲状腺相关眼病,我们能做点什么

“你为什么瞪着我?”“你的眼睛好大,好奇怪啊!”“这个人看起来好凶哦!”这是来自一位“大眼”患者的烦恼。

生活中,经常有这样的场景发生在甲状腺相关眼病患者身上,他们表示很委屈。

其实,甲状腺相关眼病如果得到及时治疗,是可以避免这样的烦恼的。除了药物治疗,还应该注意以下几点。

1. 保持好心情

大多甲状腺相关眼病患者由于眼球突出而感到自卑、焦虑,产生性情急躁、失眠、易怒等情绪反应,而情绪不稳定更容易加重病情。所以,要学会控制自己的情绪,家人和朋友也应给予安慰、鼓励,使患者树立信心,创造一个轻松的环境,保持良好心理状态,促进身心康复。

2. 饮食这样吃

甲亢的患者基础代谢率增高,表现为脉搏快、消瘦、食欲增加。

(1)宜进食高蛋白、高热量、高维生素、易消化、清淡的食物,如豆制品、肉类等,多吃新鲜水果、蔬菜,少吃煎炸食物、辛辣刺激食物、含碘多的食物(如海鲜),不喝酒。

(2)睡前少饮水,睡眠时可垫高枕头,以减少眼部充血水肿。

3. 生活有规律

(1)劳逸结合。多休息、少阅读,不看电视、电脑,减少眼部刺激和视疲劳,可多听轻松音乐,对视力差、手足震颤者,可适当活动,注意安全,避免眼部碰伤。

(2)严格戒烟。吸烟被认为是导致甲状腺相关眼病发生和恶化的主要危险因素，不仅使眼病病情恶化，而且降低治疗效果，增加治疗风险。

（四）保持甲状腺功能的稳定

（1）患者甲状腺功能处于异常时（包括甲亢和甲减），眼睛的患病率也显著升高，而甲功异常状态得到纠正后，眼病症状也能相应减轻。甲状腺治疗期间，应按时按量服用糖皮质激素，不可突然自行停药，应在医生指导下逐渐减量。注意胃肠道反应，如有胃痛、黑便等不适要及时向医护人员报告。

（2）女性甲亢患者，不宜妊娠，哺乳期妇女停止哺乳。

虽然甲状腺相关眼病的治疗并非一朝一夕的事，但是只要治疗及时、选对治疗方案，绝大多数患者可以获得良好的治疗效果，恢复原来的眼部外观和功能。但一定要到正规医院进行治疗，要有战胜疾病的信心。

八、你听说过“雪盲”吗

电光性眼炎（Electric ophthalmia）是常见的眼急性辐射病，又称雪盲，是角膜上皮细胞和结膜吸收大量的紫外线所引起的急性无菌性炎症。

紫外线可以杀灭各种微生物，包括细菌繁殖体、细菌芽孢、结核分枝杆菌病毒和立克次体等。波长 260~300 nm 的紫外线是临床上普遍采用的室内物理消毒方法之一，其有操作简便、消毒面积大、安装方便等诸多优点，因此在家庭中使用紫外线消毒的群众特别多。

（一）电光性眼炎的症状

眼睛里含有很多蛋白质，紫外线会使蛋白质凝固变性，使角膜上皮坏死、脱落，造成角膜损伤，表现出来的症状就是眼红眼痛、怕光睁不开眼、流泪、有强烈的异物感，并有视物模糊的情况。紫外线照射灼伤眼睛通常存在潜伏期，快的半小时后发作，慢的 6~8 小时后才发作。

（二）电光性眼炎的自救指南

电光性眼炎的发病多在夜间、在家里出现，掌握必要的急救措施可减轻患者痛苦。

发生电光性眼炎后，简便的应急措施是用煮过而又冷却的人奶或鲜牛奶点眼，刚开始几分钟点一次，随着症状减轻可适当减少滴眼次数。还可以用干净的毛巾浸冷水敷眼，闭目休息，减少光的刺激，尽量减少眼球的转动和摩擦。

（三）电光性眼炎的治疗

经过急救处理后，患者应及时到眼科检查评估，遵从专业眼科医生的建议。

（1）镇静止痛。一般可采取口服止痛药或局部使用表面麻醉药。

（2）预防感染。使用抗菌眼药水，防止眼部感染影响角膜上皮生长。

（3）促进角膜上皮修复。使用促进角膜生长的眼药水或无防腐剂的人工泪液，为角膜上皮修复创造良好环境。

（四）如何合理使用紫外线灯

（1）使用紫外线灯进行消毒时，人应该离开紫外线能照射到的区域。开了灯后人就马上离开。如果有条件，也可佩戴防护眼镜开灯关灯。在公共场合，如果碰到紫外线消毒，应及时避开，特别要注意避免儿童误入紫外线操作区域。

（2）紫外线灯照射的时间以 30 分钟至 1 小时为宜。为了保证有效消毒，紫外线灯可以放得稍微高一点，至少离地 1 米。

（3）带臭氧的紫外线灯不仅对眼睛有害，对裸露的皮肤也有损伤。因此，建议使用完后，一定要开窗通风 20 分钟以上再进房间。

电光性眼炎除了因消毒用紫外线灯所引起的外，还有其他一些紫外线光强的环境也能引起，如弧焊产生的刺眼光芒，高原、冰川、雪地、沙漠及海面等场所的光线。

九、隐藏很深的圆锥角膜

（一）什么是圆锥角膜

圆锥角膜是以角膜扩张、中央变薄向前突出，呈圆锥形为特征的一种眼病。其特点是：多累及双眼，青春期发病后视力进行性下降。圆锥突起可导致严重的不规则散光及高度近视，视力严重下降。

（二）如何辨别圆锥角膜"伪装"面目

该病擅长伪装，当出现下列情况就要引起我们注意了。

（1）视力严重下降，近视度数不断加深。

（2）眼镜总是不合适，频繁更换眼镜，甚至一副眼镜佩戴不超过 3 个月。

（3）角膜外观的改变、角膜凸起变形，自觉有眼磨症状。

（4）有畏光、眩光、复视、暗影等症状。

圆锥角膜隐藏得那么深，"破坏力"又那么大，我们该怎么办呢？早期确诊很关键，循序渐进规范化治疗要给力。

（三）循序渐进地规范化治疗

圆锥角膜的治疗目的是提高视觉质量和控制病情发展。提高视觉质量的治疗方法主要包括佩戴眼镜和角膜接触镜，控制病情发展的治疗方法主要为角膜胶原纤维交联术。两者兼顾的治疗方法包括板层角膜移植术和穿透角膜移术。目前临床治疗圆锥角膜存在诸多误区，如仅有限掌握 1 或 2 种治疗方法、手术适应证把握不准、过度治疗等。只有全面了解圆锥角膜的各种治疗方法的特点和适应证，才能做到循序渐进地规范化治疗。

（四）圆锥角膜的注意事项

温馨提示，如果出现了圆锥角膜，要注意以下几点：

（1）不要揉搓眼睛；
（2）少看电子产品，少熬夜，适度用眼；
（3）建议近视人群定期进行眼科专业检查；
（4）重视眼睛的任何变化，如有不适要寻求专业医务人员的帮助；
（5）锻炼身体，提高抵抗力；
（6）保持积极乐观的心态。

十、盘点那些意外的眼外伤

眼外伤想必大家都不陌生吧。小朋友拿着树枝相互打闹玩耍的时候，大人总会在一旁强调："扔了树枝，别伤到眼睛。"眼外伤其实在生活中非常常见，任何机械性、物理性或化学性的外来因素作用于眼部，造成视觉器官结构和功能损害统称为眼外伤。

（一）眼外伤发生的主要原因

随着人们生活环境发生改变，眼外伤呈逐年递增趋势，成为导致单眼失明的重要因素，其发生率约为 0.4%~10%。眼外伤占眼科住院病人的 16%~35%，为常见的眼科急诊。眼外伤发生的主要原因有以下几种：

（1）交通事故，如发生车祸时被玻璃片伤及眼睛；
（2）运动所致，如跌伤、撞伤等；
（3）眼睛进入异物，如灰尘、木屑、飞虫、金属碎片等；
（4）碱性物质和酸性物质造成的灼伤，如氨水、小苏打等；
（5）紫外线、红外线照射，可引起角膜、结膜炎；
（6）儿童观看电焊光引起角结膜灼伤；
（7）打架时拳击眼睛造成的眼睛挫伤；
（8）在使用锐利器械时不小心刺伤眼睛。

由于眼睛的位置特殊，并缺乏骨性组织保护，易受外界伤害。调查数据表明，农民、工人群体是眼外伤高发群体，暴力伤、劳作伤是导致此类人群出现眼外伤的常见原因。

（二）眼外伤可伤及的眼部组织结构

眼外伤后根据伤情的轻重程度可以伤及眼部各种组织结构，但以眼睑外伤所占比例最高。

1. 眼睑外伤

在眼外伤中占第一位，其包括眼睑钝挫伤、擦伤、裂伤，眼睑肌肉损伤，眼睑的皮肤缺损，火器伤及化学性烧伤。

2. 泪器外伤

泪器外伤主要由机械性外力造成,其包括泪腺震荡伤、外伤性泪腺萎缩、泪道穿通、漏道、泪道异物、泪小点撕裂伤。

3. 眼外肌外伤

眼外肌外伤多发生于眶部外伤后,主要表现为眼球运动障碍、外伤性斜视。其包括肌腱断裂、肌内出血、眼运动神经损伤、眼肌麻痹。

4. 眼眶外伤

眼眶外伤多合并眼球、颅脑损伤,其包括眶软组织挫伤、眶穿通伤、眶内异物伤、眶挤压伤、眶骨骨折。

5. 结膜外伤

结膜外伤一般较轻,不影响视力,局部用药即可恢复,其包括结膜挫伤、裂伤、出血。

6. 角膜外伤

角膜位于眼球最前方,十分脆弱,易受损伤,其包括角膜擦伤、角膜钝挫伤、角膜板层或全层裂伤、角膜化学性烧伤。

7. 虹膜及睫状体外伤

虹膜及睫状体外伤易引起虹膜睫状体炎反应,影响视力,其包括虹膜挫伤、裂伤、瞳孔散大、虹膜根部离断、睫状体分离、前房积血、房角劈裂。

8. 晶状体外伤

晶状体外伤后多造成晶状体混浊,不同程度地影响视力,其包括各种形态的外伤性白内障、晶状体脱位、半脱位。

9. 巩膜外伤

巩膜外伤多见于巩膜的扎伤、破裂伤及巩膜间接对冲撞击伤。

10. 玻璃体外伤

玻璃体损伤多见于眼球穿通伤,可造成玻璃体后脱离、混浊、出血及异物存留。

11. 脉络膜视网膜外伤

脉络膜视网膜外伤对视力影响大,伤后恢复慢,药物治疗疗效较差。其中包括视网膜震荡、脉络膜裂伤、黄斑裂孔、视网膜脱离、远达视网膜病变、视网膜挫伤。

12. 视神经外伤

视神经外伤常发生于眶骨、颅骨骨折时,使视力丧失,眼球可正常。其包括视神经受挤压、钝挫伤、撕脱或裂伤,神经鞘膜下出血。

(三)一只眼受伤会影响对侧眼吗

交感性眼炎是指一眼受到穿通伤或内眼手术后发生在双侧的肉芽肿性葡萄膜炎。它本质上是一种自体免疫性疾病,受伤眼称为诱发眼,未受伤眼称为交感眼,交感性眼炎为其总称。

交感性眼炎在外伤后的潜伏时间,短者几小时,长者可达 40 年以上, 90%发生在 1 年以内,最危险的时间在受伤后 4~8 周,特别是伤及睫状体或伤口内有葡萄膜嵌顿,抑或眼内有异物更容易发生。

要预防交感性眼炎的发生,主要是正确处理眼部外伤的伤口,使嵌入伤口内的组织复位,紧密缝合眼球,一定要防止有色素膜组织嵌顿在伤口,或暴露在伤口外面,要有效地控制住眼内炎症,如果眼内有异物一定要取出。如受伤眼伤口范围大,眼内容大部已脱出,视力已完全丧失且无任何恢复希望者,可行眼球摘除。对伤后眼球已萎缩、眼部炎症持续不退、刺激症状明显且无视力恢复希望者,宜行眼球摘除。

交感性眼炎虽然后果严重,但大部分患者如果早期得到积极的预防和治疗,仍可挽救部分视力。

(四)头部受碰撞,警惕外伤性视神经病变

大家看电视剧的时候,经常会见到这样的场景,有的人头部被磕了一下,眼睛好好的,但是过了一会儿,眼睛却看不见了。这到底是怎么回事呢,是虚构的还是现实生活可能会发生的呢?

现实生活中,这样的例子并不少见。例如一个 10 岁的小男孩儿,坐在私家车的后排,由于妈妈的急刹车,孩子的左侧眉梢部位磕在了前排座椅靠背上,立刻导致孩子左眼失明。

其实,这是外伤后引起的视神经病变。当头部受到撞击或外伤时,由于视神经管周围由骨质构成,并且管腔很狭窄,在瞬间外力的冲撞作用下,可间接对视神经产生压迫或撕裂,或者由于头部快速前冲遇阻后急速减速,产生的剪切力导致血管、神经分离,引起视力下降或丧失。

视神经就好比连接视网膜和大脑之间传输图像的电线。视神经受到了损害,视力当然会受到影响。

大约 5%的头部外伤患者都会出现视觉系统不同部位的损伤,其大部分因交通事故、高处坠落伤或者拳击伤等引起。车祸导致头面部直接着地,或者受到撞击,面部颞侧或眉弓处有损伤或瘀血,如果出现以上情况,一定要提高警惕。

由此可见,并不是非常严重的外伤才会出现外伤性视神经病变,所以生活中我们一定要保护好头部,避免受到碰撞。严重的外伤性视神经病变为眼科急症,视神经直接受到损伤的,视力立刻就会丧失;骨碎片或血肿压迫产生的视神经病变,刚开始还会有些许视力,几个小时之后,可能就会陷入一片黑暗。外伤性视神经病变很可能会产生永久性视力障碍,因此要积极治疗,尽早挽救视力。

(五)常见的角膜外伤与预防

医生,医生,快帮我看看。我的眼睛被紫外线照得睁不开了,我的眼睛里进了铁渣,我的眼睛里进了胶水,我的眼睛被烫伤了,我的眼睛被剪刀划伤了,我的眼睛被树枝划伤了,我的眼睛被爆竹炸伤了……

大千世界无奇不有,岂不知小小眼睛每天面临这么大的危险。

眼睛是心灵的窗户,是人体宝贵而又脆弱的器官。角膜是眼球前面最外层的透明薄膜,在日常生活中,人们稍不注意就会因异物、外伤等损伤角膜。如果没有及时去医院就诊,因耽搁时间继发感染,可能引起眼睛失明甚至危及生命。

1. 常见的角膜外伤

(1)电光性眼炎。电光性眼炎是因为受到过度的紫外线辐射,对角膜、结膜造成了损伤而导致的炎症。如电焊工作中电焊弧发出的大量紫外线直接照射到眼睛会使眼睛受伤。

处理方法:尽量闭上眼睛好好休息,减少睁眼闭眼及眼球活动;为抗感染也可以联合使用眼药水点眼;用冰块给眼睛降温,可以缓解疼痛。

(2)角膜异物。空气中的漂浮物、枝叶、金属铁屑进到眼睛里都可能导致角膜异物。

处理方法:尽量不要用手揉搓受伤的眼睛,避免异物对角膜摩擦造成再次伤害;应立即到医院就诊取出异物,给予预防感染的眼药水;注意复查,观察有无感染。

(3)化学伤。化学伤是指化学物品或药品的溶液、粉尘等接触到眼睛,对眼睛造成的伤害。

处理方法:应该就近立即冲洗受伤的眼睛,冲洗大概30分钟后尽快去医院就诊;如果生石灰进到眼睛里应该把生石灰取出来后再进行冲洗,避免水和生石灰反应放热加重对眼睛的伤害;在用水冲洗的时候可以翻开上下眼皮、转动眼珠充分冲洗;做完初步的冲洗之后立即去医院就诊。

(4)烟花爆竹伤。每年春节前后都有人因为燃放烟花爆竹导致眼睛受伤,此类外伤患者多见于孩子和青壮年。

处理方法:应该用洁净的物品覆盖受伤的眼睛,轻轻覆盖伤口但不要压迫眼睛,做完初步处理后立即去医院就诊。

2. 角膜外伤的预防

角膜外伤的种类很多,为了减少角膜外伤的发生,我们应该做好眼睛的防护。

(1)在从事焊接工作或在紫外线环境工作时,避免眼睛直视,应佩戴防护面罩。

(2)佩戴护目镜,防止角膜异物伤。大多数角膜异物伤患者,都是在没有佩戴防护镜的情况下工作,在 工作过程中异物进到眼睛里所导致的。

(3)在使用液体清洁剂或者液体的化学品前,要做好眼睛的防护,避免化学品进到眼睛里对眼睛造成伤害。

(4)大家在户外活动的时候,尽量不要在枝繁叶茂的地方穿梭,避免枝叶划伤眼睛。

（5）按规定安全燃放烟花爆竹，避免儿童接触烟花爆竹等危险物品。

第三节　婴幼儿常见的几种眼病

一、早产儿视网膜病变

早产儿视网膜病变（Retinopathy of prematurity，ROP）？听起来好可怕呀，这是一种什么样的眼部疾病呢？

早产宝宝出生的时候，位于眼底的视网膜中血管还没有发育成熟，而早产儿宝宝往往需要进入恒温氧箱，高氧环境造成血管停止发育。出了氧箱后就会造成视网膜相对缺氧，而缺氧又会刺激血管异常增生，这些异常的血管还容易出血。同时，血管的末端容易牵拉无血管区的视网膜，形成隆起，最终导致视网膜脱离。

早产宝宝的眼睛检查可不是检查视力，是检查早产宝宝的眼底，主要检查视网膜。

（一）什么是 ROP

ROP 是发生在早产儿、低出生体重儿的视网膜血管增生性疾病。即胎儿在尚未发育成熟的情况下出生，眼底的视网膜血管还未完全发育好。在某些因素诱导下，会出现血管异常增生，严重者可出现牵拉性视网膜脱离而最终失明。

（二）ROP 相关知识的问答

（1）宝宝都好可爱，为什么有的孩子需要进行早产儿视网膜病变筛查呢？

不是所有的孩子都要进行早产儿视网膜病变筛查。早产儿视网膜病变的筛查标准如下：

①出生时体重低于 2 000 g；

②出生孕周小于 32 周的早产儿或低体重儿。

但有较严重的全身疾病或吸氧史等情况还需放宽筛查标准，具体情况还要听取眼科医生的建议。

（2）那什么时间应该做 ROP 呢，是不是越早越好？

答案是否定的。《中国早产儿视网膜病变筛查指南（2014 年）》中指出：首次检查应在出生后 4~6 周或矫正胎龄（出生孕周+出生后周数）31~32 周。眼科医生会根据宝宝的眼睛情况，预约下次检查时间。一般 1~2 周需检查一次，直至视网膜发育成熟。

（3）ROP 是不是很严重呀？

一般情况来说，孩子出生孕周越小，体重越低，ROP 发生率越高，病情也越重。

但实际情况要根据孩子的检查结果而定，对比其分期及分区，才能确定孩子的病情严重与否，以下是早产儿视网膜病变的分期和分区。

① ROP 分期如下：

1 期：在视网膜血管区与无血管区交界处出现分界线；

2 期：眼底分界线隆起呈嵴样改变，这条嵴通常呈白色或灰色；

3 期：在眼底分界线的嵴上出现新生血管扩张增生，伴随纤维组织增殖；

4 期：发生了视网膜部分脱离，未累及黄斑区的为 4A 期，累及黄斑区的为 4B 期；

5 期：发生了视网膜全脱离，通常呈漏斗状。

② ROP 分区如下：

Ⅰ区：以视盘为中心，视盘中心到黄斑中心凹距离的 2 倍为半径画圆，早产儿视网膜病变发生在该区最严重；

Ⅱ区：以视盘为中心，视盘中心到锯齿缘鼻侧为半径画圆，除去Ⅰ区之后的环形区域；

Ⅲ区：Ⅱ区以外的颞侧半月形区域，是早产儿视网膜病变最高发的区域。

（4）这个检查怎么做？孩子这么小，会对眼睛产生什么不良影响呀？

这个不用担心的，行 ROP 检查都会给孩子点表面麻醉眼液，再使用婴儿专用的开睑器撑开眼睑，通过广角数码儿童视网膜成像系统和间接检眼镜相结合，对孩子眼底视网膜进行全方位的详细检查。检查都是由经验丰富的专科医师来进行的，检查后孩子眼睑可能会有一过性的压痕、结膜下出血，多数是可以自行消失的。个别孩子可能会出现结膜炎，极个别的还会出现眼底出血。医生会嘱咐您检查后适当点眼药水，这些情况基本都会消退。

5. 孩子如果确诊为 ROP，又该如何防治呢？

早发现是治疗疾病的第一步。ROP 由轻到重的进展有较强的时间依赖性，对早产儿视网膜病变能够有效治疗的窗口期很短暂，如能早期发现，及早治疗，效果良好。一旦错过最佳治疗时机，可终身致盲。首次筛查应在出生后 4~6 周或矫正胎龄 31~32 周，检查后根据病情定期随访或治疗。

早治疗是治疗疾病的关键。ROP 较重时可进行眼底激光光凝或冷凝、玻璃体腔注药等治疗，病变多能够控制，效果较好。但对进入晚期病变较重的患儿，则需要进行巩膜外垫压或玻璃体切割等眼部的大手术，术后效果较差。发现过晚、病情过重的患儿，则可能会丧失手术治疗时机，造成终身失明。

随着技术的进步，低体重早产儿出生存活率逐年上升。进一步规范 ROP 的筛查，做到早发现、早治疗，家长和医生可以为早产儿拥有一个光明的未来而共同努力。

（三）新生儿眼底筛查设备——数字视网膜照相机

数字视网膜照相机（RetCam）能够进行多种新生儿先天性眼疾和眼底病变的准

确筛查，辅助医生诊断治疗，为宝宝创建眼睛健康档案，减低新生儿眼病致盲率。

在所有感官中，我们有83%的信息是通过眼睛来获取的。为了让孩子能够更好地成长，使用RetCam，安全、无创、快捷、有效地进行新生儿眼病筛查，就是守护宝贝光明未来的第一步。

RetCam采用电脑图像采集软件，配合多种镜头，可实时采集眼底（包括视神经、视网膜）和眼前段（包括角膜、前房角、虹膜和晶状体）的动态和静态图像，可以为小儿眼病的分析和诊断提供更加方便和准确的依据。

RetCam可以准确记录检查中的图像，便于进一步分析病变的程度和范围（如会诊、病例讨论）；判断光凝或冷冻治疗的时机；在随访中比较ROP病变的变化；此外，RetCam图片还应用在ROP培训、讲座以及向患儿父母解释病情等方面。

（1）RetCam镜头可视范围广，分辨率高，可准确判断各期病变和视网膜血管化情况。

（2）RetCam最少只需5张照片便可完成ROP的筛查（后极部+4个象限），费时仅需数分钟，减少了对新生儿的刺激，提高了筛查的效率。

（3）由于RetCam镜头使用透明凝胶，其成分接近人工泪液，避免了角膜上皮干燥、水肿等并发症。

二、新生儿泪囊炎

在正常情况下如果宝宝没有哭，眼睛里却充满泪水，还有很多眼屎，那家长就要谨慎对待了。宝宝可能得了新生儿泪囊炎，应尽早带孩子到正规医院就诊，但也不必惊慌。

（一）新生儿泪囊炎的形成

人的泪道由泪小点、泪小管和泪囊组成。胎儿时期，鼻泪管下端有一层薄膜，绝大多数新生儿在出生时，鼻泪管膜组织是完整无缺的，在泪腺开始分泌之前（约出生后3周）就会破裂。如果这层薄膜没有破裂，那么，在泪腺开始分泌之后，泪液就会潴留在泪囊内，泪液长期被堵塞于管道内，刺激管道腔黏膜并引起细菌感染，就会引起泪囊炎。

（二）新生儿泪囊炎的临床表现

典型表现：爱流泪，眼睛有分泌物，严重时压迫泪囊区皮肤，能看到脓性分泌物从泪小点溢出。

新生儿泪囊炎很少发生在出生后6周以内，结膜充血极轻，此为鉴别要点。溢泪是主要临床表现，结膜囊有黏液脓性分泌物，泪囊局部稍隆起，内眦部皮肤或出现充血和湿疹，溢出黏液或黏液脓性分泌物。闭眼时，眼睛会有很多黏稠的分泌物，这时眼睛有红肿现象出现。如发现泪囊部有肿块，无红、肿、压痛等急性炎症表现，即为泪囊炎。

（三）新生儿泪囊炎的日常护理

每一个幼儿的诞生都是爸爸妈妈感到幸福的时刻，如果幼儿不小心患了新生儿泪囊炎该怎么办呢？以下两种手法，家长朋友可以试试看。

（1）向下挤压泪囊法。家长将患儿仰卧后头部固定，用一手压住内眦部，另一手自泪囊头部向下挤压泪囊，2~3 次/d，并以抗生素及鱼腥草滴眼液点眼，2 周后复诊，治疗 4 周无效者采用加压冲洗法。

（2）加压冲洗法。将患儿取仰卧后头部固定，眼局部点 1.4 g/倍诺喜 2 滴，表面麻醉后将冲洗针头插入下泪管内，同时压住上泪小管，然后用力推入鱼腥草滴眼液＋地塞米松注射液（鱼腥草滴眼液 2 ml＋地塞米松注射液 2.5 mg）的混合药液，目的是使药液冲破阻塞的先天性残膜而使泪道得到通畅；若加压冲洗法仍无法使泪道通畅者，则可采用泪道探通冲洗法。

（四）在家可以做的保守治疗

爸爸妈妈在家里可以帮助宝宝进行保守治疗。

（1）泪道按摩。就是对泪囊部位的按摩，如囊肿突然消失，表示残膜已被挤破，即告痊愈。如经 6 个月以上的保守治疗，包括经多次按摩仍不见效者，将泪囊区脓液排尽后，可经冲洗及滴用抗生素后再用探针探通，多可获得痊愈。如有泪囊周围炎时，应先按照急性泪囊炎处理。

（2）用抗生素眼药水滴眼。采用这种治疗方法可使一小部分孩子痊愈。按摩 5~6 次/d，眼药水滴 2~3 次/d。保守治疗 4 个月以上，如果还不能治愈，且症状越来越重，这个时候一定要考虑手术。

三、警惕“光明杀手”——先天性白内障

提起白内障，人们通常认为这是老年人才会得的病。其实，除了老年人，新生儿也会得白内障，即先天性白内障。什么是先天性白内障？简单来说，是指幼儿出生后即存在或者出生一年内形成的白内障。

（一）先天性白内障的危害

先天性白内障是非常严重的儿童致盲性眼病，会导致患儿视力的丧失。也可能导致弱视，表现为患儿单眼或双眼视力低于正常水平，并且不能通过戴镜矫正来提高。如果不及时手术，那么患儿很有可能出现永久性视力下降甚至失明。

眼睛是心灵的窗户，孩子通过眼睛认知世界，如果这扇窗户被遮挡或者损害，将严重影响孩子的未来发展。

（二）家长帮助孩子早发现

（1）新生儿眼部疾病筛查。新生儿特别是早产儿，在出生 1 个月后，应到医院进

行先天性白内障以及早产儿视网膜病变的筛查。

（2）观察孩子的瞳孔。这是许多家长最先发现异常的地方，表现为孩子的黑眼球中央呈现白色，缺乏光泽。

（3）畏光。尤其是在光线较强的地方，孩子无法睁眼，出现眯眼、哭闹等现象。

（4）视力差。孩子眼睛无神，不能注视物体或追随灯光，喜欢近距离或眯眼看东西，歪头看电视。

（5）斜视。部分孩子的眼睛出现向内、向外偏斜，或“斗鸡眼”的情况。

（6）眼球摆动。孩子注视物体时，眼睛像钟摆一样有节律地摆动。

家长如果发现孩子有上述异常表现，应及时就医，明确诊断。如果错过了最佳治疗时机，会影响孩子视神经的发育，对视功能造成不可逆转的伤害。

（三）准妈妈的注意事项

（1）孕前3个月做到生活有规律，不吸烟，也不“被动吸烟”，不喝酒。

（2）孕期要保持平衡饮食，多吃维生素丰富的食物，补充叶酸、微量元素等，预防由营养不良引起的孩子先天性白内障。

（3）孕期预防感冒、风疹等疾病，避免不当用药，尤其要避免使用可以通过胎盘进入胎儿体内的药物，用药应遵医嘱。

（4）同时注意定期产检。

四、视网膜母细胞瘤

有位母亲曾说：“我每次给孩子清洗义眼片后，都要躲在屋大哭一场。”到底是什么疾病让一位母亲这么痛苦，又是什么疾病使孩子失去了眼睛？

（一）视网膜母细胞瘤

视网膜母细胞瘤是儿童最常见的眼内恶性肿瘤，常见于幼儿，2/3的病例在2岁之前确诊，5岁以上的儿童少见。视网膜母细胞瘤出现在发育中的视网膜，是一种独特的中枢神经系统癌症，不需要侵入性成像就可以发现。孩子病眼瞳孔区通常发白、发黄或者在灯光下反光如“猫眼”一般，也可能出现斜视、眼球移位等其他症状。为什么说是眼睛保卫战呢？因为这个疾病在反复治疗后仍有可能复发，这就需要家长摆正心态，做好和视网膜母细胞瘤打长期战役的准备。

（二）保命还是保眼，由你不由天

虽然视网膜母细胞瘤是癌症，但视网膜母细胞瘤也是治愈率最高的癌症之一。如果能及早发现和治疗孩子的视网膜母细胞瘤，孩子的存活率超过95%；然而一旦发生转移，孩子的存活率将低于50%。所以，家长千万不要听到癌症就放弃。

视网膜母细胞瘤的治疗首先是通过早期肿瘤的监测和预防挽救患儿生命，其次是保眼，最后才是最大程度地恢复视力。我们能理解，所有的家长都难以接受孩子丧失眼球的事实,但是过度坚持保眼,会大大增加孩子丧失生命的风险。

(三)视网膜母细胞瘤常用的治疗手段

(1)全身化疗辅助局部治疗的方法。全身化疗是最常见的治疗方案,根据疾病的严重程度进行4~6个周期的治疗。

(2)眼部治疗。眼部治疗包括激光光凝治疗、冷冻疗法、巩膜敷贴放疗、光动力疗法等,通常配合化疗进行,以巩固和加强化疗效果,也可单独用于体积较小的肿瘤,特别是化疗后的小肿瘤。

(3)眼动脉介入化疗。眼动脉介入化疗是将化疗药物直接注入眼睛,同时减少系统性危险。

(4)眼球摘除术。眼球摘除术是用于治疗视网膜母细胞瘤的一种常用而重要的疗法,对病情高度进展,病眼已无希望恢复有用视力,或者肿瘤可能向眼周围浸润,恰当的方法是将眼球摘除。选择眼球摘除后植入义眼台,已经是医生广泛采取的手术方式。义眼台的植入不仅可以填充眼窝,使双眼对称,改善面部畸形,更重要的是可以在一定程度上缓解眼球摘除后患者的心理压力。

第四节 儿童青少年常见的几种眼病

一、孩子近视早知道

爸爸带着7岁的妞妞来医院检查视力,发现她的眼睛近视了200度。原来妞妞最近总是长时间玩妈妈的手机,直到妞妞说眼睛疼妈妈才带她来医院检查。

近视眼已成为威胁儿童青少年眼健康的一大疾病。国家卫健委公布的数据显示:2022年中国近视眼人数已达到7亿多人,近视发病率已超越其他各国。近视眼不仅引起视力下降,还影响人的身心健康发展。家长如果能早期发现近视的苗头,及早干预,对孩子尤为重要。下面就让我们一起来看看近视都有哪些征兆。

(一)近视的征兆

1. 眯眼

远处目标看不清楚时,孩子往往采取眯眼的办法,因为眯眼时眼睑可以遮挡部分瞳孔,减少光线的弥散。如果近视伴有散光,眯眼可减少散光对视力的影响,从而暂时提高和改善视力。

2. 歪头

如孩子两只眼睛视力差别较大时,他们往往会通过歪头将视力较好的眼睛放在前面,从而出现歪头的现象。

3. 视物出错

孩子看远处目标不清楚，见了熟人也不打招呼；写作业时会错题；黑暗处行动时可被东西绊倒或碰伤；还有的表现为看不清黑板等。

4. 凑近

孩子常常表现在看电视时尽量靠近电视机；看书写字时，趴得很低，眼睛离书本很近。

5. 扯眼角

少数孩子在看不清远处目标时，常用手在外眼角用力将眼角皮肤向后扯，这样可轻微改变角膜的曲率或形成类似眯眼的效果，以达到暂时提高视力的效果。

6. 斜眼

有些近视孩子伴有外斜视，一只眼看前方时，另一只眼偏向外面。所以，发现斜视也一定要先检查视力。

7. 频繁抱怨

由于视力不稳定，一些孩子会抱怨教室光线太暗，或说黑板反光看不清，还有不少孩子说晚自习时视力变差等。

8. 皱眉

轻度的眯眼可表现为皱眉，或者当看不清目标时，会通过集中注意力企图看清楚，从而出现皱眉的情况。

如果孩子出现以上这些症状，家长就要提高警惕了，这可能是近视"找上门"了，家长要及早带孩子去正规医院检查眼睛。

(二)学会区分近视"真""假"很重要

孩子看东西总喜欢凑近看，还总是眯眼睛。带他去配眼镜，医生说只要休息一段时间就好了，不需要配镜，这是什么情况?

有可能孩子是"假性近视"，无须配镜。

1. 假性近视和真性近视的区分

近视其实也有"真"和"假"之分，分为"假性近视"和"真性近视"。

(1)假性近视，即眼内睫状肌持续紧张所导致的暂时看远无法放松的一种状态。

(2)真性近视，即眼轴拉长，远处物体成像在视网膜的前方。

如何辨别究竟是"真"近视还是"假"近视呢? 最科学的做法当然是去医院验光检查，尤其是观察到小朋友出现看东西眯眼、歪头、凑近视物等现象时，更要寻求专业医生指导。

医生会通过药物使得睫状肌放松，然后进行验光，也就是俗称的"散瞳验光"。如果检查下来近视度数消失，那么可以判断为"假性近视"。反之则为"真性近视"。

记住，假性近视是不需要佩戴眼镜的。如果在还没有判断是真性近视还是假性近视的情况下盲目去眼镜店配镜，会增加眼睛疲劳，可能会从“可以挽救的假性近视”变成不可逆的“真性近视”。

2. 假性近视和真性近视的应对办法

辨别了真、假性近视，接下来就要对症下药了。假性近视是可以治愈的，而真性近视是不可逆的。

（1）假性近视的情况下，睫状肌得到充分休息后，眼睛能重获“清晰视界”。较为严重者，可根据医嘱使用散瞳药物，也能使视力恢复清晰。但需要注意的是，假性近视是不需要佩戴眼镜的，真性近视才要佩戴眼镜。

（2）真性近视以后，近视度数一般是不会改善（减少）的，哪怕通过一些训练或理疗法，视力会有所改善，但并不说明近视“自愈”了。近视后如果没有改掉用眼“坏”习惯，近视度数还会随着时间的推移进一步加深。

（三）散瞳有害吗

当然，有时候为了区分是真性近视还是假性近视，需要靠散瞳验光进行区别。那么双眼经常做散瞳有害吗？

双眼经常做散瞳对眼睛是无害的。一般临床上做散瞳主要用于三个方面：一是做眼底病的检查，如做荧光造影、电生理检查等；二是做散瞳后进行验光检查；三是对眼前节虹膜睫状体炎症，在内眼手术后进行消炎、止痛治疗。

散瞳后瞳孔开大，便于眼底病的检查，可以减少漏诊、误诊，同时也可以用于一些特殊检查的需要。散瞳后验光，检影准确，可消除睫状肌调节因素的影响，验光结果可靠，同时可观察眼底。散瞳用于治疗，主要是眼前节的炎症治疗，特别是用于虹膜睫状体炎及内眼手术后，目的是防止形成虹膜后粘连，解除睫状肌痉挛，消炎止痛，所以一般情况下散瞳是安全的。

对于青光眼患者或者眼压偏高者，散瞳要慎重，以免诱发青光眼急性发作。故散瞳前要检查眼压，眼压正常可做散瞳检查。散瞳状态下一般不做视力、视野及眼肌等方面的检查，因为做检查的结果不准确。这方面的检查一般情况下在原瞳孔做。散大瞳孔后在室外由于光线强，刺激眼睛使患者不敢睁眼、怕光，这种情况下最好是戴一个遮阳镜，症状就解除了。长期点散瞳药应防止全身中毒反应，点药时用手指压住泪小点，药物不从鼻黏膜吸收，就可以避免中毒反应。总之，在医生的指导下合理使用是安全无害的。

二、高度近视要警惕

眼球类似于一个球体，而这个球体的前后直径称为“眼轴”，俗称眼睛长度。正常成人的眼轴长度为 23.5 mm 左右，随着近视的发展，眼轴逐渐被拉长，1 mm 眼轴的增长，差不多可导致 300 度近视的增加。眼轴过长，眼球壁就会变薄，就像吹气球一样，气球越大，球壁就会越薄，就越容易发生危险。随着近视程度的加深，眼轴日益延长，导致视网膜和脉络膜萎缩、视盘变形。当眼轴长度大于 27 mm 时，视网膜会变薄，眼底病发生率将大大增加。

我国青少年的高度近视患病率在 6.69%~38.4%之间，患高度近视眼人数越来越年轻化。那么高度近视眼会带来什么样的危害呢？

（一）高度近视的危害

首先，我们要了解什么是高度近视眼，根据高度近视眼的定义，近视度数在 600 度以上属于高度近视的范围。高度近视眼中引起的病理改变会出现许多并发症，最常见的就是我们所说的飞蚊症，这是由于玻璃体变性、液化引起的。其次，因为眼轴的拉长，视网膜周边区容易出现变薄及各种变性，导致裂孔的形成，高度近视眼是孔源性视网膜脱离的常见原因。最后，高度近视眼形成的后巩膜葡萄肿常常造成眼底黄斑区的变性、萎缩，视网膜不能跟随巩膜后突生长，导致出现视网膜劈裂，甚至黄斑区出血或裂孔的形成等。

（二）患高度近视眼的人平时需要注意什么

（1）患高度近视眼的人需要定期到眼科检查眼底，特别是视网膜周边部。如果发现有视网膜变性灶，及时行视网膜局部激光治疗，预防视网膜脱离的情况发生。

（2）避免眼部受到撞击，不能做剧烈的运动。

（3）如果自觉出现闪光感或某个方位看不到时，可能发生了局限性视网膜脱离，应及时就医。

总之，高度近视眼特别是发展到脉络膜视网膜病变，将引起不可逆的组织学改变，其并发症严重时可致盲。在青少年时代就要做好近视预防的工作，避免因发展为高度近视眼而给自己的余生增添不少麻烦。

三、孩子视力模糊可能是散光

“我家孩子最近看不清黑板，可能是近视了。”

“最近看电脑太多，眼睛感觉特别疲劳、有重影，难道近视度数又加深了？”

临床上，总能听到患者有这样的猜测。那么，视力下降一定是近视了吗？答案是否定的。引起视力下降的原因有很多，比如散光、远视、眼部疾病等。我们一起来认识一下散光。

（一）散光是什么

散光，顾名思义，就是“光散开了，不能很好地聚光”。光线进入正常的眼睛，会精确聚焦在视网膜上。有散光的眼睛，光线不能同时聚焦，会形成前后不同的焦点。

但是，在实际生活中我们很难区分近视和散光这两种视觉模糊状态，如果将散光误认为是近视，可能会造成更严重的后果。所以，遇到视力不良时一定要寻求专业医生的帮助。

（二）散光的分类

散光主要分先天性散光和后天性散光。

1. 先天性散光

在胚胎发育的过程中，胎儿可能会出现散光，目前医学上还没有办法进行预防。不过可以稍稍安心的是，先天性的散光通常度数稳定，不会随着年龄增大而度数加深。而低度散光在正常人群中也很多见，是否需要治疗需征求专业医生的意见。

2. 后天性散光

长期用眼习惯不良，如经常眯眼、揉眼、躺着或趴着看书等，眼睑压迫角膜也会导致散光，甚至使散光度数增加。另外，一些眼科手术（如白内障及角膜手术）也可能改变散光的度数及轴度。

（三）如何矫正和防止散光

1. 如何矫正

（1）如果是低度散光，用一般的框架眼镜就能很好地矫正。

（2）如果是中度散光，可以通过特殊设计的隐形眼镜矫正，视觉质量会优于框架眼镜。

（3）成年后，符合手术条件的患者可以做角膜激光手术来矫正。

2. 如何防止散光加深

（1）让眼睛保持充足休息，早睡早起，多看绿色植物。

（2）常做眼保健操，平时看书、看电视、用电脑，保持每半小休息 3~5 分钟。

（3）看书写字时，确保光线充足；看书写字姿势要正确，建议眼睛和书本保持 30~40 cm 的距离；不要躺着或趴着看书，也不要在摇晃的车上看书。选择读物时字体要清晰，字号不可太小。

（4）坚持饮食平衡，多食绿叶蔬菜，减少碳水化合物供应并少吃高糖食品。

（5）定期到正规医院检查视力，建立医学屈光档案。

四、孩子弱视容易被忽视

在新冠疫情防控期间，网课成为许多家庭生活的一部分，电子设备的使用也无法避免，这导致视力问题开始增多。虽然许多人认为看不清楚是由于近视引起的，但实际上，眼睛的偏斜、弱视、先天性白内障、眼底病等多种眼部问题都可能导致看不清楚。在这些问题中，弱视尤其容易被忽略，它是一种可以通过及时治疗提高视力的眼科疾病，常见于儿童和青少年。

（一）弱视的认识

弱视是在儿童眼球发育过程中由于异于正常人的看东西经验，如斜视、高度的屈光不正以及先天性白内障等遮盖视物等原因引起的一只眼或双眼最佳矫正视力下降,并且在眼部检查中没有发现器质性病变。如果将眼球类比为相机,那么弱视就相当于相机无法聚焦所拍摄的远处图像,呈现模糊不清的状态。

(二)弱视的表现

(1)视力下降,看不清东西。

(2)对排列成一行的文字与单个文字相比较,存在辨别困难的情况(亦称为拥挤现象或分开困难)。

(3)多存在高度远视。

(4)常伴有斜视,双眼同时看一个东西时,其中一只眼睛视线偏离了所要看的物体。

(5)有眼球震颤,一种自己无法控制、有规律的眼球摆动或跳动,在注意力集中时最为明显。

(三)不同原因引起的弱视表现不同

(1)对于斜视导致的弱视,除视力异常外还会表现为同时看一个物体时,其中一眼或者双眼交替性的向外或者向内的偏斜。早期可能肉眼无法察觉,随着时间的延长,偏斜的程度亦会逐渐增加,从而出现明显的肉眼可见的眼睛偏斜。

(2)屈光参差性弱视主要表现为验光时两眼度数差距过大,且一眼或者双眼矫正视力达不到正常范围。弱视眼多为度数较高眼,患儿多会出现多用较好眼看东西,从而出现看东西时头部偏斜,且患儿有时会说觉得两眼看到的东西不一样。

(3)高度屈光不正性弱视(大于600度)多见于高度远视儿童,验光及眼科检查,会发现患儿眼轴发育较同龄儿缓慢,低于正常值。

(4)形觉剥夺性弱视主要因各种眼部遮挡性的眼病(例如先天性白内障、视网膜母细胞瘤、玻璃体疾病),导致在孩子视力发育过程中因进入眼睛的光线受到约束,正常接受光线的部位(视网膜)未接受光线的刺激,从而使存在遮挡眼的视力无法提高,相当于照相机的底片无法接收到光线,便无法成像。

(四)弱视的治疗

弱视是一种可以通过及时发现、及早接受弱视训练而有希望恢复正常视力的眼部疾病。如不能及早地发现和治疗,视力便会永久低下,无法用弱视眼看东西,只是习惯性地用好眼,从而使弱视眼废用,同时缺乏立体视(指双眼看东西时能分辨东西远近、形态的感觉),因此不能准确地判断事物的位置和远近,从而必然学习不好立体几何,也不能选择精细类工作,如医学、机械、美工等专业。此外,弱视合并斜视,将会影响美观和身心健康。弱视儿童常有自卑和自闭心。

故对于弱视来说,及时发现、及早接受正确的治疗方案尤为重要。首先,如果是形觉剥夺的原因,如先天性白内障、重度上睑下垂等,需要及早行手术治疗;斜视导致的弱视，则进行斜视治疗后，进一步进行弱视的治疗；如果有屈光不正或屈光参差的儿童，及早配镜矫正，有利于双眼视觉发育平衡；定期复查，必要时需重新更换眼镜度数及弱视训练方案。其次，目前弱视治疗上视功能锻炼有单眼遮盖法、穿珠训练、弱视治疗仪等方法，都可以起到一定的效果。

总之，对于弱视儿童，发现得越早，年纪越小，治疗效果越好，甚至通过训练有摘镜的可能；发现的时间越晚，年龄越大，治疗效果越差，低视力只能伴随孩子的一生。弱视的治疗是一场历时长久的战役，并不只是简简单单的一次配镜就能解决的，需要坚持每天进行精细训练。孩子可能会觉得烦闷、自卑、无聊，这时候家长帮助、督促孩子积极治疗就起到了至关重要的作用。

（五）弱视治疗，需要重视黄金窗口期

"耽误一时，耽误一世。"家长在带儿童验光检查视力时，经常听到眼科医生提起弱视。得益于近视防控的大筛查，目前早期发现弱视儿童的比例得到提高。

引起弱视的原因有屈光参差、先天性斜视、先天性白内障、重度上睑下垂、屈光不正等。3~8 岁是视觉系统发育的关键时期，也是弱视治疗的黄金时期，一旦超过 10 岁，弱视治疗的效果就会差很多，到了成年，弱视基本就定型了，即使矫正，视力也达不到正常人的水平。

需要强调的是，弱视要及早发现，及早治疗，越早治疗效果越好，越晚治疗效果越差。需要指出的是，弱视治愈后也可能复发，治愈后仍然需要 2~3 年的随访。

五、孩子斜视需提醒

斜视是眼科常见病，世界范围内发病率约为 3%~5%。该眼病多发于儿童和青少年时期，正是他们视力发育和恢复时期。斜视是受外界因素和视觉中枢影响导致的视觉功能障碍，产生的原因与患者的眼睛生长发育、生活习惯、用眼姿势等密切相关，若不加以重视和及时纠正，会对患者今后的生活和健康造成严重影响。斜视可以分成 4 个类型：内斜视、外斜视、上斜视、下斜视。

（一）斜视的症状

（1）眼位异常，一眼注视时，另一眼出现偏斜，出现复视。

（2）视疲劳，久视后眼睛有酸胀感，出现畏光、流泪、烦躁等。

（3）代偿头位，喜欢歪头或者转头，使两眼视线平行以克服视物不适。

（4）视物模糊，视力下降。

（二）斜视的危害

（1）影响外观容貌。

（2）容易导致弱视。发生斜视后，斜视眼视力失去继续发育的机会，成为严重的弱视眼。3 岁以后再治疗，疗效极差。

（3）斜视有可能成为立体盲，成年后不能从事医生、驾驶员、工程师等精细工作。立体视觉的建立，要科学、尽早、尽快。很多家长认为，斜视等孩子长大会好转或仅仅影响外观，可以长大以后再治疗。其实这是错误的，长大以后再治疗，尽管外观可以改善，但立体视却可能永远丧失。

（4）斜视有可能造成儿童心理发育异常。斜视儿童在活动、社交等方面的能力差，更容易出现悲伤、孤独的情绪。儿童若感觉父母忽略了自己的斜视缺陷，还会对父母产生敌意，影响亲子关系。成人斜视患者常因斜视受到外界的嘲笑和不公正对待，容易产生焦虑、抑郁、感到孤独等情况。

（5）久视之后出现头疼，眼酸疼，畏光。这是由于长时间持续使用神经肌肉储备力而引起的眼肌疲劳。

由此可见，斜视不仅不美观，还影响视功能，造成骨骼发育异常，所以必须正确认识斜视，认真对待，及早治疗。

（三）共同性斜视与麻痹性斜视的区别

1. 定义不同

（1）共同性斜视是指眼外肌肌肉本身和支配神经均无器质性病变而发生的眼位偏斜，在向各方向注视或更换注视眼时其偏斜度均相等。

（2）麻痹性斜视是指由于支配眼肌运动的神经核、神经或眼外肌本身器质性病变所引起，可以是单条或多条眼外肌完全性或部分性麻痹。

2. 病因不同

（1）共同性斜视的病因有：先天性不明原因、神经支配的异常、屈光调节性、调节与集合不平衡引起等。

（2）麻痹性斜视的病因有：先天发育异常，后天性的头部外伤、炎症及血管病，还有颅内占位性病变和代谢性疾病，如糖尿病、甲状腺功能亢进、重症肌无力、多发性硬化等。

3. 临床表现不同

（1）共同性斜视：发病早，多在 5 岁以前，多逐渐形成，多伴有屈光不正，自觉症状不明显，第一斜视角等于第二斜视角，无代偿头位及眼球运动障碍。

（2）麻痹性斜视：发病可在任何年龄，多骤然发病，多有明确发病原因，自觉有复视现象及眩晕等症状，第一斜视角小于第二斜视角，多有代偿头位及眼球运动障碍。

4. 治疗方法不同

（1）共同性斜视的治疗原则是矫正屈光不正，尽早佩戴矫正眼镜。治疗弱视越早越好，重点是训练融合功能，上述治疗无效时可手术治疗。

（2）麻痹性斜视以手术为主，在病因治疗的基础上进行手术矫正。

(四)患斜视怎么办

诊断斜视以后,首先要区别是共同性斜视还是麻痹性斜视,若是共同性斜视要分清是先天性还是后天性;若是后天性,应检查是调节性还是非调节性的内斜,或是什么类型的外斜。其次要做散大瞳孔验光检查,确定是否伴有屈光不正、屈光参差及弱视。最后根据斜视度的大小及所伴有的屈光状况,进行有针对性的治疗。对伴有屈光不正、弱视者要先治疗屈光不正、弱视和做视功能训练;积极建立立体视,若共同性斜视 10 度以下可用三棱镜矫正,超过者可手术矫正。若是麻痹性斜视,对于先天性的患者行手术矫正,后天性的患者要查明病因,对病因明确、经保守治疗半年以上仍无好转且复视明显者,可试行手术矫正。

(五)斜视矫正手术的注意事项

斜视手术是临床常见的外眼手术之一,其手术成败直接影响患者的容貌及斜视的功能性治愈。因此,术前必须仔细检查,全面分析制定恰当合理的手术方案。一般情况下应注意以下几个方面。

1. 手术时机的选择

(1)3 岁以前的儿童斜视,应尽早手术,以争取术后发展为正常的双眼视觉。

(2)斜视眼已形成弱视且无恢复可能者,可在发育成熟后手术,目的只是为了美容。

(3)麻痹性斜视应先行病因治疗,经半年以上保守治疗无效者方可考虑手术。

2. 根据眼部的不同情况,选择适宜的手术

(1)双眼视力均好且有正常融合力,术后可能恢复双眼视觉者,手术量应分配在两条肌肉或两眼的几条肌肉上,使眼肌运动协调一致,以便向周边注视时,同样获得双眼视觉。

(2)斜视眼已形成弱视,需做美容矫正手术时,应在斜视眼上手术,尽量避免动健眼。

(3)对 15 度以下的轻度斜视,可根据肌肉的强弱,在一条肌肉上施行手术。

(4)对 20 度以上的斜视,一般先在非注视眼同时做加强和减弱肌力手术,如仍未矫正再行另眼手术,一般在一眼行减弱和加强手术最有效。

(5)交替性斜视,若斜视不大且在看远看近时有差别,可考虑在两眼较强的肌肉上行减弱术,或在较弱的肌肉上行加强手术,而且手术的量要对等。

(6)垂直和水平斜视同时存在时,要分次手术,先做斜视度大的,后做斜视度小的。

(7)对于儿童斜视矫正,内斜的手术即刻效果应保留 5 度左右的内斜,远期可为眼正位,否则远期为过度矫正,融合力差,术后出现复视。

3. 手术量的估计

一般患眼的肌肉缩短和退后 1 毫米可矫正斜视 5 度。内直肌后退量不超过 5 毫米，截除量为 8 毫米；外直肌后退量为 7~8 毫米，截除量不超过 10 毫米，上直肌、下直肌最大后退和截除量都不能大于 5 毫米。

六、柯茨(Coats)病

柯茨(Coats)病又称外层渗出性视网膜病变，它是一种因视网膜毛细血管发育异常而导致的先天性眼病。多发生于青少年男性，12 岁以下儿童占绝大多数，通常单眼发病。主要由于视网膜毛细血管的异常扩张与闭锁，血管内皮细胞的破坏，使血-视网膜屏障功能丧失引起血管内有形成分外溢，形成大块的渗出和出血。

早期病变位于视网膜周边部，无自觉症状，进一步发展表现为视力下降，瞳孔区出现白色反光。眼底检查发现，视网膜呈现大块状的白色或黄色渗出(胆固醇结晶沉着)和出血，血管畸形扩张，呈球形、卷曲形等。局部发生渗出性视网膜脱离，多呈球形，未脱离处有血管瘤、血管交通支。

药物治疗无疗效，早期发现可用激光治疗或视网膜冷冻治疗，使异常血管闭塞，减少渗出，病变区会萎缩并瘢痕化，可保留部分视力。本病为先天性，发展较慢，病程较长，治疗需持续，每个患者情况各不相同，治疗方式因人而异。

第五节　中老年人常见的几种眼病

一、老年视力的头号杀手白内障

我们常常能看见皱纹随着年龄的增大而留下岁月的痕迹。殊不知眼睛也会随着岁月的流逝而逐渐模糊。你知道吗？随着年龄的增长，白内障可能是每个人都要面对的疾病。就像人都会长白头发一样，是每个人都绕不开的坎儿。在世界致盲眼病中，白内障位居首位，危害可不小。白内障是一种眼部疾病，是导致老年视力丧失的头号杀手，在全球范围内都是一种常见的眼病，而且随着全球人口老龄化加剧，白内障在老年人中的患病率也在不断攀升。

生活中，身体发出的哪些信号可以让我们及早发现、及早治疗白内障呢？

(一)白内障早期可能出现的症状

(1)视力下降，视物模糊，看东西像隔着一层雾。

(2)看远处觉得有重影、虚化，甚至感觉看东西变形。

(3)畏光，甚至出现虹视，即盯着光源看时，出现彩色光圈。

(4)眼睛老花程度减轻。部分老年人平时戴老花镜才能看清事物，但突然发现不需要戴老花镜看事物也很清楚了。其实这是一种短暂的假象，只能维持1~3个月，随着白内障的继续发展，眼睛的老花现象又会重新出现，是白内障的早期症状之一。

（二）白内障与老花眼的区分

白内障和老花眼都是中老年人常见的眼睛问题，两者虽然都表现为视物不清，但是对身体的危害差别还是很大的。对于一些老年人来说，常常把视力下降当成了老花眼。殊不知，真正的“元凶”很可能是白内障，而白内障是需要及早发现、及早就医治疗的。

那么，如何区分白内障和老花眼呢？

前面我们已经了解，白内障是一种病理性眼睛疾病；老花眼则不算眼病，是由于年龄增大而导致的眼内睫状肌的功能减退，进而引起视力下降的正常生理现象。通俗地讲，眼睛好比一架照相机，白内障是指镜头变混浊了，老花眼则是指这架照相机的自动调焦功能减退直至消失的过程。老花眼是一种正常的生理现象，每个人都可能出现。

白内障因为混浊的晶状体遮挡了光线的进入，看远、看近都看不清楚。老花眼则表现为看近不清，看远无明显影响，如果近距离视物工作（如看书、读报、做针线活等）不多，则对生活的影响相对较小。

两者的危害也不同。白内障不仅会影响日常生活，而且会引发诸如青光眼、葡萄膜炎等严重的眼睛疾病。而老花眼会伴有眼胀、头疼等视疲劳症状，但引发其他眼病的可能性小。在治疗方面，白内障需要通过手术的方式进行治疗，而且目前手术是治疗白内障的唯一方法；而老花眼只需要到专业的眼科医院进行科学的验光，然后选择配一副合适的老花镜即可矫正。

由病例数据可知，几乎所有的“老花眼不花”的现象都是由白内障引起的，一旦出现就要警惕白内障的发生，及早去医院检查，以免耽误最佳治疗时机。

二、头疼竟然是青光眼惹的祸

杨阿姨前天因家事情绪激动后突然头痛、呕吐、吃不下东西，整个人的精神状态极其不好。家人以为她是感冒，就去买了点药，但吃了不见效，头痛越来越厉害，止痛药都不管用，晚上一家人赶紧到急诊科就诊。急诊科医生安排做了头部CT、验血、量血压、心电图都没有发现大的问题，于是建议杨阿姨测个眼压。好家伙，眼压 > 60 mmHg，机器都测不出来了，急忙收入眼科住院治疗。

那么杨阿姨的眼睛到底出了什么问题？今天就带大家了解一下。

（一）急性闭角型青光眼是什么

急性闭角型青光眼是一种因前房角急性关闭而导致眼压急剧升高造成视神经和视野损害的一类青光眼。不同的人不同的时间段眼压都不完全相同。正常情况下，大多数人的眼压维持在 10 mmHg~21 mmHg 之间。当眼内压力超过眼睛所能耐受的最高水平时，造成视神经损害、视力下降和视野缺损等一系列视功能损伤就叫青光眼，严重的可最终导致患者失明。

（二）容易得青光眼的人群

（1）有青光眼家族史的患者，即其父母或兄弟姐妹等有血缘关系的亲属患有青光眼。

（2）50 岁以上中老年人，且以女性居多。

（3）远视眼，年轻时视力特别好，老花眼症状来得早的患者。

（4）有眼部外伤史的患者。

（5）全身或局部长期使用糖皮质激素的患者。

（6）紧张、焦虑或抑郁性格的患者。

（7）糖尿病患者。

（8）长期打呼噜或失眠（呼吸睡眠障碍）患者。

（三）青光眼常见的诱因

（1）情绪激动。

（2）在黑暗的环境停留的时间过长。

（3）局部或全身应用抗胆碱药物，比如阿托品、东莨菪碱等药物，均可使瞳孔散大，周边虹膜松弛，从而诱发本病。

（4）长时间阅读导致眼睛疲劳和疼痛。

（四）急性闭角型青光眼的典型表现

（1）突然发作的剧烈眼痛、头痛、怕光、流泪。患者十分痛苦，出现全身不适症状，甚至可以掩盖眼痛及视力下降，所以首次患此病的患者常就诊于急诊内科或神经内科。

（2）视物模糊，眼球坚硬如石，伴有恶心、呕吐、精神状态不好、食欲不佳等症状。

急性闭角型青光眼是一种眼科急诊，但往往易造成误诊或漏诊，是一种极为严重的致盲眼病。治疗时机对保护视力具有极为重要的意义，如果发作后尽快使眼压得到控制，视神经损害可大大降低，视力可能会恢复，否则高眼压下将会造成视力不可逆转的永久性损害甚至失明。

（五）建议去医院的情形

（1）体检发现异常，包括眼压高、杯盘比大（C/D 值大）、前房浅等。

（2）经常感觉眼或眼周或鼻根眉弓胀痛。

（3）经常出现看灯或其他光源时可见其周围有彩虹样的光环，看东西好像前面有一层雾遮挡。

（4）老花眼症状提前。

（5）婴幼儿黑眼珠变大、黑眼珠不清澈或怕光。

（6）突发眼痛、头痛、视物不清，或伴有恶心、呕吐、腹泻、血压增高等情形时，很可能是得了急性闭角型青光眼，需立即到眼科就诊。

（六）如何尽量预防急性闭角型青光眼发作

（1）保持心情舒畅，避免情绪过度波动。

（2）居家期间，避免长时间在黑暗的环境下看电视、低头看手机或低头搞卫生、锻炼等等。

（3）忌烟、酒以免诱发眼压升高。

（4）不要自行使用散瞳药物，以免诱发青光眼发作。

（5）定期带上既往检查结果到眼科复诊。

（七）关于青光眼的疑问与解答

生活中不少人对青光眼的认识都存在一定的误区，很多人都觉得，得了青光眼就像阑尾发炎了一样，切完阑尾之后，以后再也不用关注了。殊不知，青光眼是一种终身慢性疾病，就像高血压、糖尿病一样，需要我们长期关注、时时留意。

（1）得了青光眼可以正常饮水吗？夏天经常听到患者朋友这样问：天气那么热，口很渴，但是由于青光眼，每次喝水只敢喝两口，喝水真的会影响眼压吗？

有一种叫“饮水试验”的检查验证过了，喝水会影响眼压的说法是错误的。“饮水试验”即通过短时间内大量饮水（5 分钟内饮水 1 000 毫升）来诱发眼压升高。实验结果证实：短时间内大量饮水与眼压无关，患有青光眼的人可以正常饮水，无须限制。口渴是人身体缺水的信号，应及时补充水分，且部分青光眼患者的视神经损害与血液循环不良（血液黏稠度较高）有关，适当的饮水是有利无弊的。

（2）得了青光眼饮食有禁忌吗？经常听到青光眼患者在术后咨询：“我做完青光眼手术可以吃鱼吗？我可以吃羊肉吗？我可以吃葱、姜、蒜吗？”

其实不必焦虑，得了青光眼只需饮食清淡，避免高脂肪高糖食物，多食用富含纤维素的食物，如蔬菜、水果、粗粮等即可。青光眼手术损伤较小，术后要建立有效的房水引流通道，伤口不宜愈合过快，所以青光眼术后无须大补，尤其是瘢痕体质者，更要注意饮食清淡。

（3）得了青光眼可以戴墨镜吗？经常听到青光眼患者朋友相互交流，得了青光眼，这辈子和炫酷的墨镜无缘了，否则眼压又要高了。得了青光眼，真的不能戴墨镜吗？

得了青光眼不能戴墨镜这种观点是不全面的。要判断青光眼的类型，若为开角型青光眼，则戴墨镜不受影响；若为闭角型青光眼，术前戴墨镜可能诱发眼压骤升，诱发青光眼的急性发作，术后则不受影响。

（4）得青光眼后，在日常生活中应注意什么问题？过度疲劳容易诱发眼压升高和青光眼发作。青光眼患者在日常工作和学习中应注意劳逸结合，不可长时间持续用眼。连续阅读超过半小时，应注意休息 5~10 分钟，让眼睛得到有效的放松。除此之外，得了青光眼，还应注意保暖、戒烟限酒、保持心情舒畅。虽然青光眼是需要长期关注的慢性病，但是在生活中稍加注意，就可以有效做好疾病养护。

三、糖尿病视网膜病变

李阿姨是一位 50 多岁的糖尿病患者，近期发现视力逐渐下降，特别是在晚上或灯光昏暗的环境下更加明显。她去看眼科医生，经过检查后被确诊为糖尿病视网膜病变。

人们对糖尿病视网膜病变的重视程度严重不足。据不完全统计，37%~50%的糖尿病患者从来不去医院做眼科检查。每年定期进行眼科检查的糖尿病患者也不足 10%。在我国，视网膜病变在糖尿病患者人群中患病率高达 24.7%~37.5%。因为缺乏对眼病的认识，糖尿病视网膜病变患者常常就诊比较晚，从而导致错失最佳治疗时机而最终致盲。

（一）认识糖尿病视网膜病变

糖尿病视网膜病变（Diabetic retinopathy，DR）是糖尿病最常见的微血管并发症之一，是慢性进行性糖尿病导致的视网膜微血管渗漏和阻塞从而引起一系列的眼底病变，如微血管瘤、硬性渗出、棉絮斑、新生血管、玻璃体增殖、黄斑水肿甚至视网膜脱离。DR 以是否有从视网膜发出的异常新生血管作为判断标准，可分为增殖性糖尿病视网膜病变和非增殖性糖尿病视网膜病变。

（二）糖尿病视网膜病变的临床表现

糖尿病视网膜病变最常见的早期临床表现包括视网膜微动脉瘤形成和视网膜内出血。微血管损伤导致视网膜毛细血管无灌注、棉絮斑、出血数量增加、静脉异常和视网膜内微血管异常（Intraretinal microvascular abnormality，IRMA）。在这个阶段，血管通透性增加会导致视网膜增厚（水肿）和/或渗出液，从而导致中心视力下降。增殖期导致视盘、视网膜和虹膜以及滤过角上的新血管增殖。这些新血管会导致牵引性视网膜脱离和新生血管性青光眼。DR 患者可能出现一些症状，具体依赖于眼部疾患的类型，例如，玻璃体积血导致的帷幕样遮挡、玻璃体积血消退过程中的飞蚊症，以及不能屈光矫正的视力下降、失明等。

（三）糖尿病患者定期进行眼底检查很重要

定期进行眼底检查非常重要。由于糖尿病视网膜病变早期无明显症状，不少糖尿病患者直到出现视力下降才引起注意，常常错过最佳治疗时机，这是非常不可取的。糖尿病患者应该至少每年到医院眼科或具有检查能力的社区卫生服务中心拍摄一次彩色眼底照片，医生基本可以通过彩色眼底照片判断患者视网膜是否已经有病变并进行分级，然后合理安排随访和治疗，避免患者错过最佳治疗时机。

四、黄斑裂孔

74 岁的李阿姨最近 1 个月感觉右眼总是看不清楚，来我院眼科就诊后，经过详尽的检查确诊李阿姨右眼为巨大黄斑裂孔，通过 OCT 检查，我们可以看到其右眼黄斑区全层组织缺损底层直径可达 1 031 μm。

医生告诉李阿姨，黄斑裂孔是一类严重损害患者中心视力的眼底疾病，患者常因视物模糊、中心暗点、视物变形等来医院就诊，一般需要手术治疗，而手术的核心步骤就在于剥除黄斑周围内界膜，处理孔周和气液交换。

（一）黄斑裂孔是什么

黄斑裂孔是指黄斑部视网膜内界膜至感光细胞层发生的组织缺损，严重损害患者的中心视力。常发生于 50 岁以上的健康女性（平均 65 岁，女：男＝2：1）。该病起病隐匿，常在另一只眼被遮盖时才能被发现。患者常主诉视物模糊、中心暗点、视物变形。

（二）黄斑裂孔的临床症状

患上黄斑裂孔后，会出现视力下降、色觉下降、视物变形等症状。所谓视物变形，是指将直线或有直线轮廓的物体视为曲线形，是最常见、最突出的症状。对于黄斑裂孔，应早发现早治疗。

（三）黄斑裂孔产生的原因

为什么会得黄斑裂孔呢？这种疾病的发生与年龄的增长有很大关系。年龄增大，玻璃体浓缩、凝聚，玻璃体后界面与视网膜表面发生不同程度的后脱离。在脱离的过程中，由于在黄斑区域两者结合十分紧密，局部玻璃体黄斑牵拉，导致粘连的视网膜组织被撕脱下来，就形成了黄斑裂孔。因年龄造成的黄斑裂孔常无明确可循的原因，称为特发性黄斑裂孔。除了年龄的增长外，黄斑裂孔的诱因还有高度近视、眼外伤等。

五、年龄相关性黄斑变性

（一）黄斑是什么

如果将人的眼睛比作一台照相机，那么视网膜就相当于负责成像的底片，这张底片的核心部位就是黄斑，它是人眼最为关键且敏感的部位。提到黄斑，很多人闻“斑”变色，门诊经常有患者很紧张地问：“大夫，我的眼睛里长黄斑了吗？怎么治疗啊？”

其实不用担心，黄斑不是病，它是眼睛视网膜组织上的一个正常且非常重要的结构。因为结构上的不同，这个圆形小区域内的视网膜是最薄的，中间是凹下去的，并且颜色偏黄，所以取名“黄斑”，我们能看见五颜六色的世界，黄斑功不可没。所以，大家不要闻“斑”变色。对于眼睛来说，黄斑是个非常重要的组织。

（二）年龄相关性的黄斑变性

我们日常生活中提到的黄斑变性，其实指的是年龄相关性黄斑变性（Age related macular degeneration，AMD）。顾名思义，AMD和我们的年龄是有关系的，它是黄斑区结构的衰老性改变。AMD是一类与年龄密切相关的眼底疾病，是导致全球老年人不可逆性致盲的最主要的原因之一，多发于50岁以上的人群，其患病率随年龄增长而增高，是导致当前中老年人致盲的重要疾病，且近年来发病率呈逐年增长的趋势。

根据世界卫生组织统计，全球约有13亿人视力受到不同程度的损伤，其中AMD是全球第三位导致患者视力受损的原因。目前全球AMD患病率约3%，预计到2040年全球AMD患者数量将达到2.88亿例，我国70岁以上人群AMD的患病率为20.2%，随着我国人口老龄化的加剧，AMD的患者数量也在持续上升。

黄斑变性，简单来说，就是指黄斑长期“过度劳累”，导致黄斑区损伤，黄斑区就会出现水肿，甚至出血，引起视力下降，有的还会出现视物变形，情况严重者，还会导致眼盲。

从临床分类来说，黄斑变性分为干性和湿性两种，二者有什么区别呢？干性黄斑变性，就是指黄斑区无水肿、出血、渗出，无瘢痕形成，其引起的症状通常发展缓慢。而湿性黄斑变性则与之相反，会出现黄斑区的水肿、渗出、出血，晚期黄斑区会出现范围较广的瘢痕化，严重影响视力。

（三）如何自测是否有发生黄斑变性

可以教大家一个简单的方法。

（1）您可以一只手遮住一只眼睛，另一只眼观察门框的形状是否发生变形，有没有变弯。

（2）您可以一只手遮住一只眼睛，另一只眼注视远方的物体，比较一下是否比以前看的模糊了。

（3）同样的方法观察另一只眼睛。

如果门框形状发生变形，看东西也没有以前清楚了，那就需要格外注意了，小心黄斑变性“找上门”，您需要及时去医院的眼科检查眼睛，看看眼睛是否真的生病了。

（四）如何保护黄斑

（1）不要盯着强光源看。

（2）夏天阳光太耀眼，应避免长时间暴露于阳光下，避免紫外线对眼睛的伤害，并且可以佩戴合适的太阳镜，以减少太阳对黄斑的刺激，有助于降低黄斑疾病的发生。

（3）慢性疾病控制好，定期复查眼睛。糖尿病可以导致很多种视网膜病变，最终致盲。视网膜毛细血管循环的异常可导致长期视网膜水肿，进一步形成黄斑部的病变。有糖尿病等慢性病患者，一定要去医院定期复查眼睛。

（4）科学饮食护眼，远离黄斑变性。研究表明，老年黄斑变性与视网膜上皮细胞遭受氧化损伤有关。因此，有针对性地补充具有抗氧化作用的营养素，可以预防并改善老年性黄斑变性相关症状。

①多吃黄绿色水果，深绿、橙黄或橙红色水果蔬菜，如西兰花、玉米、胡萝卜、橙子等。这些水果蔬菜富含叶黄素和玉米黄素，是视网膜上皮细胞抗氧化、避免损伤必不可少的营养素。

②多吃蛋、奶、海鲜食物。蛋奶及鱼虾等含有丰富的锌、硒等，他们对视网膜正常代谢有着十分重要的作用。

③适量吃肉类、坚果。维生素A、维生素E是脂溶性维生素，只能与脂肪一同存在于动物性食物、植物油脂和油脂类坚果中。同时补充维生素C和维生素E，可以营养视网膜，增强视网膜组织的抵抗力。有研究表明，维生素A能延缓AMD的病情发展。

（5）戒掉烟酒熬夜等不良习惯。研究表明，黄斑变性的发生与吸烟、饮酒、心血管疾病等均有相关性，应戒掉烟酒，改变熬夜等不良习惯，减少黄斑疾病的发生。

黄斑变性本质上是一种衰老性疾病，无论哪种治疗方法都不能根治，治疗的最好效果是病情得到控制、稳定，保持或提高视力。但早期发现和治疗对疾病控制和视力稳定起关键性作用。

六、眼睑松弛症和结膜松弛症

你听说过老年人会“肿眼泡”吗？那是什么呢？带你去聊一聊常见于老年人的眼睑松弛症和结膜松弛症。

（一）眼睑松弛症

老年性眼睑松弛症是指发生于老年的一类特殊的眼睑疾病，其病因不同但表现类似。以眼睑水肿为特征，下眼睑尤为明显，俗称“肿眼泡”，伴有眼睑皮肤变薄、弹性消失、皱纹增多、色泽改变等症状，可并发泪腺脱垂、上睑下垂、眼睑水肿和睑裂横径缩短等临床表现。此类患者若上睑皮肤松垂，常会遮盖外眦部，不仅影响美容，而且影响视野及视功能。

皮肤由表皮、真皮，皮下组织及附属器组成。真皮层的主要成分是胶原纤维和弹性纤维，它们是维持皮肤组织韧性和弹性的重要成分。真皮层Ⅰ型与Ⅲ型胶原最多，婴儿及青年人皮肤Ⅰ型胶原的含量约占70%，Ⅲ型胶原占30%。当皮肤衰老时，胶原含量逐渐降低且两者比例逐渐倒置，胶原变粗，出现异常交联。弹性纤维的中心核是弹性蛋白，它具有很强的伸缩性和弹性，是维系皮肤弹性的重要结构。皮肤衰老时，弹性蛋白减少变性，纤维增粗、卷曲、聚焦成团，使皮肤弹性下降、松弛，出现皱纹。无论是内源性还是外源性老化过程都会对皮肤胶原纤维和弹性纤维数量和质量产生影响。

人类衰老首先表现在眼睑肌肤上。人在30岁左右即开始呈现尾纹，随着皮肤弹力纤维的松弛，胶原纤维的萎缩，真皮层渐渐变薄，皮肤老化、皮下组织肌肉萎缩、骨膜与骨粘连变松等多种因素影响，加之重力的作用，上睑皮肤松弛下垂。在面部多发生在骨骼比较突出的部位，如眶部、颧部。随着衰老的加剧，老年性上眼睑的变化表现为：①上睑皮肤松垂，尤以外侧为甚，严重者表现为三角眼；②老年性上睑下垂；③眼球凹陷；④眉毛上抬或下垂；⑤额部皱纹增多；⑥沙眼结膜炎较重者伴有上睑内翻倒睫。

（二）结膜松弛症

结膜松弛症是一种年龄相关性常见眼病，是由于眼球球结膜过度松弛和/或下睑缘张力高，造成松弛球结膜堆积在眼球与下睑缘、内眦部、外眦部之间形成皱褶，引起眼球表面泪液动力学及泪液成分的异常，常伴有眼部干涩、异物感、溢泪等，严重者则可有刺痛感、灼痛感、角膜溃疡和结膜下出血等症状。本病在临床并不少见，但因其临床表现无特异性或医生的认识不足，常常被误诊为慢性结膜炎、泪小管阻塞等。

随着人口老龄化的加快，结膜松弛症患者也将日渐增多，这与随着年龄的增加，体内的抗氧化系统明显减弱有关，而氧化应激激发的慢性炎症反应会导致皮肤及结膜下结缔组织中弹性纤维及胶原纤维的降解，使人全身的皮肤变得松弛，形成皱纹。当然，老年人覆盖在巩膜（眼白）表面的那一层“皮肤”——球结膜也会发生松弛，松弛结膜发生部位由高到低依次排列为眼球下方颞侧、鼻侧、中央，松弛的球结膜会机械性阻碍泪液的流向，同时松弛结膜也可直接阻塞下泪小管开口处，导致泪液引流障碍出现溢泪，这种由于眼部球结膜松弛导致的溢泪就叫作球结膜松弛症。临床上由于每个人球结膜松弛的部位和程度不同，所以引起症状的严重程度也不尽相同。

第六节　其他眼病

一、视网膜色素变性

视网膜色素变性是双眼视网膜色素上皮慢性、进行性、遗传性、营养不良性退行性病变。有明显的遗传倾向，主要为常染色体隐性遗传。男性多于女性，早期发生夜盲，以后视力下降，进行性视野缩小，20岁左右时病变发展较快。检查发现视网膜骨细胞样色素改变，视盘呈蜡黄色，视网膜血管均变狭窄。做视网膜电生理检查，波形消失，以此可以做出诊断。

目前还没有有效的治疗方法，一般多用扩张视网膜血管、改善微循环的药物治疗，如保护视神经的药物治疗，还有多种维生素或中药治疗。目前新的治疗方法有视网膜细胞（色素上皮细胞或光感细胞）移植，基因治疗也正在研究。

二、莱伯（Leber）病

莱伯（Leber）病又称家族性视神经病变，是在1872年由Leber首先报告的，故命名为莱伯病。本病为性连锁隐性遗传性疾病，主要为男性发病，女性为遗传基因携带和传递者。发病年龄多在20~30岁，60岁以上和10岁以下发病少见，常累及双眼，先后发病。临床主要表现为发病急，视力下降明显，眼底早期可有视盘改变或正常，晚期均发现视神经萎缩。本病有典型的视野改变，较大的中心暗点。本病无特殊治疗，在病程中视力可自然有所恢复，预后多数患者可残留0.1以下视力，视力丧失者少见。

三、缺血性视神经病变

缺血性视神经病变是20世纪70年代以来，才逐渐被认识的一种视神经疾病。主要是由于睫状后动脉小血管的部分或全部闭塞，使筛板前区及筛板区的血供不足造成前部视神经缺血，引起临床症状。

缺血性视神经病变的发生多与全身血管性疾病有关，多发生于中年以上，女性多于男性，多数双眼先后发病。引起缺血性视神经病变的病因有高血压、动脉硬化、糖尿病、颞动脉炎、大出血、贫血、血液病、青光眼的高眼压状态等。其临床表现一般为视力突然下降、视盘边界不清、水肿、周围有小出血，或出现视神经苍白萎缩，黄斑区一般正常。视野检查有特征改变，多见于与生理性盲点相连的一个弧区缺损连成一片，同时缺损绕过中央注视区，通过视野检查可明确诊断。缺血性视神经病变的治疗可以给予大剂量的皮质激素，同时加上血管扩张剂，降眼压药及维生素类的神经营养药。若治疗及时，视力预后较好，视功能损害小；若未能及时治疗，可留下视神经萎缩及不同程度的视功能损害。

四、葡萄膜炎

葡萄膜也称色素膜，是一层位于眼球壁中层、富含血管和色素的膜状组织，因其外观形似紫色的葡萄，故得名。葡萄膜可分为前、中、后三部分，即前部的虹膜、中部的睫状体和后部的脉络膜，这三部分组织在解剖上紧密连接，病变时则互相影响。

（一）什么是葡萄膜炎

葡萄膜炎是一类常见的致盲性眼病，有病程长、易复发、难诊断、并发症多、治疗棘手的特点。临床上经常会碰到不少葡萄膜炎患者，因不了解葡萄膜炎这种眼病，没有及时就医，错过了最佳治疗时机，导致眼前的世界从此不再明亮。据流行病学调查，全球5%~10%的视力受损由葡萄膜炎所致，特别在发达国家，10%至15%的失明由葡萄膜炎导致。

（二）葡萄膜炎的病因

葡萄膜炎的病因复杂，发病原因涉及感染、自身免疫、外伤、遗传等多种因素，主要分为感染性和非感染性两大类。非感染性葡萄膜炎常合并系统性自身免疫疾病，病情容易反复，所以身患系统性疾病者要多留神眼睛。

（三）葡萄膜炎的症状

葡萄膜炎的主要症状包括：①眼红；②眼痛；③畏光、流泪；④视力下降；⑤眼前黑影飘动。如果眼红的同时还有上述其他症状，就有可能得了葡萄膜炎，需要及时就医，因为早期诊断才有利于获得比较好的治疗效果。

（四）葡萄膜炎常见的类型

（1）白癜风等“小柳原田综合征”

白癜风、耳鸣、头发及睫毛变白或者脱落、脑膜刺激征等是小柳原田综合征的表现。这类葡萄膜炎发病时往往伴随感冒、头痛、头皮过敏、双眼同时发炎等症状。

（2）反复口腔溃疡的“白塞氏病”

患者如果有反复出现的口腔溃疡、生殖器溃疡、皮肤多形性改变、痤疮、脓包、肿块等疾病，一旦出现眼红、视力下降、眼中有脓等症状要及时就医。

（3）伴强直性脊柱炎的前葡萄膜炎

强直性脊柱炎是一种累及中轴骨骼的特发性炎症疾病，很容易兼患急性前葡萄膜炎，特点是单眼眼红、怕光、流泪、容易复发，而且是双眼交替复发。HLA-B27抗原阳性对诊断有一定的帮助。

（4）交感性眼炎

患者常有眼外伤史或内眼手术史，受伤眼被称为诱发眼，另一眼则被称为交感眼。多发生于外伤或手术后的2周至2个月内，可出现与小柳原田病相似的症状和晚霞状眼底改变。

（五）葡萄膜炎的治疗

1. 正规治疗

葡萄膜炎的正确诊断，是正确规范治疗的前提。不正规的治疗常导致病情控制不及时不彻底，易反复发作，迁延不愈，最终破坏视力。

2. 个体化原则

葡萄膜炎有多种分类，不同类型、不同阶段的葡萄膜炎患者的治疗方案不同。如葡萄膜炎按组织学为前葡萄膜炎、中间葡萄膜炎、后葡萄膜炎和全葡萄膜炎。前葡萄膜炎用眼药水治疗为主；后葡萄膜炎或全葡萄膜炎就可能需要全身药物治疗；一些顽固性自身免疫性葡萄膜炎，用激素治疗无效或患者因自身基础疾病无法耐受，此时就需要联合免疫抑制剂和/或生物制剂治疗。

部分患者还要根据是否出现并发症，给予相应的激光和手术治疗。

（六）葡萄膜炎可以治愈吗

仅部分葡萄膜炎可以治愈，如多数感染性葡萄膜炎。80%的葡萄膜炎为非感染性葡萄膜炎，系由自身免疫系统紊乱导致，而大约半数左右的自身免疫系统紊乱相关疾病需要长期的药物控制或随访，难以完全根治。故大多数葡萄膜炎通过局部或全身药物控制后，达到不复发或不影响正常生活、工作和学习就算“治愈”。

（七）葡萄膜炎如何预防复发

良好的生活习惯至关重要。过度劳累、情绪紧张激动、酗酒熬夜这些不健康的生活状态往往会诱发葡萄膜炎的发生。因此，要注意劳逸结合、规律作息、保持积极乐观的心态，预防葡萄膜炎复发。做到以下几点，可以减少葡萄膜炎的复发次数，同时减轻患者的经济负担。

（1）作息规律。

（2）保证充足的睡眠时间。

（3）保持稳定的情绪。一些特殊类型的葡萄膜炎会累及精神系统，当患者出现情绪很难控制的时候，就会导致体内稳定的内分泌环境遭到了破坏。

（4）合理的饮食。忌食辛辣、温热、助阳的食物，如辣椒、茴香、肉桂、狗肉、羊肉及油炸煎炒的干果之类；吃蔬菜水果，补充维生素等。对于口服激素、免疫抑制剂的患者，注意保护胃肠道。口服免疫抑制剂的患者建议多饮水，多吃含钾、钙高的食物。含钾高的食物如茄子、海带、莴笋等，含钙高的食品如牛奶、酸牛奶、虾皮等。戒烟限酒。

（5）合理正规的药物控制。特别是口服糖皮质激素或免疫抑制剂患者，忌擅自减量停药。

（6）适当地运动锻炼以提高自身免疫力。

五、眼睑肿瘤

眼睑肿瘤分为良性、恶性两大类。

（一）良性的眼睑肿瘤

良性肿瘤较常见，随着年龄的增长发病率增高，多起源于眼睑皮肤各种结构，如表皮、真皮、皮脂腺等。常见的眼睑良性肿瘤如下。

1. 鳞状细胞乳头状瘤

与人乳头状瘤病毒感染有关，好发于中老年人，多位于睑缘部。表现为皮肤隆起肿块，有蒂或宽基底，表面呈乳头状。

2. 眼睑色素痣

幼年或青年时期发病，起源于痣细胞、表皮黑色素细胞及真皮黑色素细胞。组织学上可将色素痣分为交界痣、真皮内痣、混合痣、蓝痣和太田痣。

3. 黄色瘤

常为双侧性，上睑近眦部，稍隆起的脂质物质沉积于皮下形成黄色斑块，约 1/3 的患者血脂高于正常。

4. 其他眼睑良性肿瘤

其他眼睑良性肿瘤还包括脂溢性角化病、角化棘皮瘤、皮脂腺瘤等。主要治疗方案为完整切除肿瘤，同期行修复手术，兼顾眼睑功能和外观形态，复发率低。

（二）恶性的眼睑肿瘤

最常见的两类眼睑恶性肿瘤为眼睑皮脂腺癌和眼睑基底细胞癌，占眼睑恶性肿瘤的 90%。如发现眼睑肿物生长迅速及瘤体的破溃出血，应警惕恶性可能，及时活检是早确诊、早治疗并提高预后的关键。

1. 冠军选手——眼睑基底细胞癌

眼睑基底细胞癌，顾名思义，就是发生于眼睑表皮基底层细胞或结膜基底层细胞的恶性肿瘤。它是眼科最常见的恶性肿瘤。

眼睑基底细胞癌的经典形态是什么样的呢？眼睑肿瘤按照大小和累及范围分期，从 Tis（原位癌）到 T4 浸润眼眶一共有五期（Tis、T1、T2、T3、T4）。

原位癌，肿瘤未突破基底膜。T1 期，肿瘤小于 10 mm 之间，此期及以后，肿瘤突破基底膜侵犯真皮层。T2 期，肿瘤大小在 10~20 mm 之间，且累及眼睑皮肤以外结构，包括睑缘、结膜、泪阜等。T3 期，肿瘤继续增大，此时尚未累及眼眶，但已严重破坏眼睑结构。T4 期，基底细胞癌呈浸润生长，侵犯眼眶甚至眶周。

2. 亚军选手——眼睑皮脂腺癌

眼睑皮脂腺癌，是指皮脂腺发生了癌症，就是皮脂腺癌。皮肤存在成千上万个皮脂腺腺体，在眼睑，皮脂腺进化成了一类特殊的腺体结构，负责分泌泪水的油脂成分，这个腺体结构就是睑板腺。睑板腺是一类特殊的皮脂腺。睑板腺癌是发生于眼睑的恶性肿瘤，其恶性度高，在中、老年人群中发病率高。在我国约占眼睑恶性肿瘤的 30.8%，仅次于基底细胞癌。当然眼睑除了睑板腺外，还有 Molls 腺、Zeis 腺等等，这些腺体的上皮发生癌症，统称为眼睑皮脂腺癌。

早期睑板腺癌多呈孤立的眼睑结节，无痛、无蒂、质硬，与睑板附着紧密或弥漫性单侧眼睑增厚，易误诊为睑板腺囊肿。一些患者表现为迁延反复的结膜炎，用抗生素眼膏治疗无效。

晚期，肿瘤向外扩张，使眼睑肥厚、隆凸、扭曲变形，睫毛脱落。睑结膜粗糙，充血糜烂，黄白色斑点或溃疡形成并呈菜花样；肿瘤向皮肤生长，与皮肤粘连或形成溃疡；

亦可侵犯结膜或眼眶，癌细胞可经淋巴转移到耳前、颌下或腮腺淋巴结。约有 10%的患者发生远处转移。

3. 种子选手——眼睑的其他恶性肿瘤

眼睑的其他恶性肿瘤还包括：鳞状细胞癌、默克细胞癌、眼睑黑色素瘤、黏液腺癌、大汗腺癌等。这些眼睑肿物形态及进展形式千变万化，给医患找出真凶造成了很大困难，有时不得不先做个活检明确一下。

（三）眼睑肿块活检发现是癌要再挨一刀吗

早期的眼睑恶性肿瘤如芝麻或黄豆大小，与针眼、麦粒肿、霰粒肿之间很难鉴别，患者往往经历了数月甚至数年的反复切、反复长的过程，直到某一天，想起做一个病理化验，才发现是眼睑恶性肿瘤。可是大部分肿瘤都切掉了呀，肉眼看似乎什么都没有了，那何苦还要再挨一刀？

为什么活检切不干净肿瘤呢？活检手术一般有三种方式：切除活检、削除活检、穿孔活检。位于眼睑的肿瘤活检时，为了保留眼睑正常形态，一般采用切除活检，即在睑缘做一个五边形切除；或削除活检，即用手术刀将凸起部分削平。这两种方式必然会造成切缘肿瘤的残留。因此眼睑肿块活检发现是癌，为确保肿瘤无残留，必须再切一刀。

（四）得了眼睑恶性肿瘤的治疗

用一句话来概述：手术、放疗、药物多管齐下的全周期治疗。

1. 手术

再切一刀和原来的切法有什么不同呢？怎样才能确保一次性将肿瘤完全切干净，同时修复好眼睑形态，使其行使正常功能呢？为能将肿瘤切干净，根据肿瘤的大小、部位、生长方式、浸润深度不同，医生会采取冰冻切缘控制（边切边看，切到阴性没有肿瘤为止），在患者全麻状态下，确保肿瘤一次性切除干净，切缘阴性。为能使缺损后的眼睑恢复功能，我们同期行眼睑修复手术。眼睑分为前中后三层，每层结构都有独特作用。因此必须分层修复。无论对于多大的眼部肿瘤，在未浸润到眼眶周围的邻居之前，都是有机会通过显微（微创）切缘控制+同期/二期修复恢复眼睑形态的。

2. 药物

如果眼睑的肿瘤已经浸润窦腔，靠手术已不可控，有没有“特效药”？近十年来，新型靶向药物和免疫检查点抑制剂药物的问世，给化疗不耐受的晚期眼肿瘤患者带来希望，使用这些药物可以在手术的基础上，控制疾病的进展，降低肿瘤的复发、局部和远处转移率，患者口中的“特效药”，也就是我们所说的“辅助治疗”。眼睑肿瘤辅助治疗按照作用原理可以分为化疗、靶向治疗、免疫检查点抑制剂 ICB，给药方式包括局部点眼药水、口服、静脉注射等。

针对以下患者,可以使用辅助治疗:①肿瘤已经出现全身转移的;②有特异性靶点的局部晚期病灶的;③手术无法得到阴性切缘的,或累及颅底的;④无法耐受手术的;⑤术前缩瘤或术后巩固治疗的。辅助用药需经眼科、肿瘤科、放疗科专业医生综合评估后,排除用药禁忌证。

3. 随访

眼睑恶性肿瘤应在治疗后 1、3、6、12、18 个月以及 2、3、4、5 年进行随访。随访内容包括肿瘤复发、转移等主要指标以及患者眼部情况和外观等指标。

六、被混淆的梅杰(Meige)综合征和面肌痉挛

有很多朋友分不清这两种病,甚至常会误诊为特发性眼睑痉挛或干眼症等。

(一)梅杰(Meige)综合征

梅杰(Meige)综合征是 1910 年由法国神经病学家 Henry Meige 首先描述并以其名字命名的疾病,以眼睑痉挛、下颌肌张力障碍为主要症状。平均发病年龄 60 岁,男女性别比例约为 1 ∶ 2,病因不明。

1. 临床表现

起病缓慢,开始双侧眼睑痉挛,逐渐累及下面部、口、下颌、舌部的肌肉,累及咽喉肌和呼吸肌时可导致构音障碍、呼吸困难。少数患者伴有颈部、躯干或中线部位肌肉痉挛性肌张力异常。上述症状在疲劳、日光刺激、注视、紧张时加重,睡眠时消失。

2. 治疗方法

脑深部电刺激术:脑部手术有风险,费用高。

眼周注射肉毒素:最可行,起效快,可维持 3~6 个月,可重复注射。

(二)面肌痉挛

大约有 80%~90%的患者由于面神经出脑干区,存在血管压迫、血管波动、刺激神经导致面肌痉挛。

1. 临床表现

面肌痉挛表现为单侧面肌(包括眼睑、面部、口角)的不自主抽搐,抽动节律大致与动脉波动同步。

2. 治疗方法

神经外科采取微血管减压术,耳后切口,血管与面神经根部之间充分游离后插入合适大小的 Teflon 垫片,实行减压术。

第三章

眼部治疗知多少

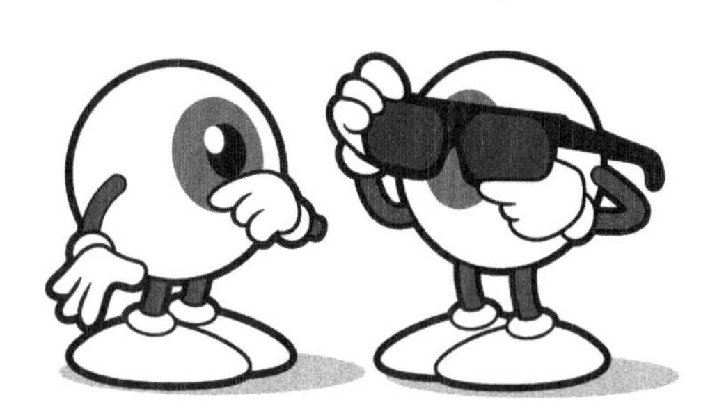

了解了这么多的眼部知识和眼部疾病，我们或多或少有些担忧，这些疾病会不会找上我，尤其是一些跟年龄相关的眼部疾病。不用怕，眼部治疗的手段很多，药物治疗、手术治疗、激光治疗等等。本章就带您了解不同眼部疾病的治疗吧。

第一节　屈光相关问题的治疗

一、配眼镜那些事

如今，越来越多的人出现屈光方面的问题，比如近视、远视、散光或老视。只要有视力偏低，明显影响学习、工作和生活的情况或是导致了明显的视疲劳、头晕头痛等症状都应考虑验光配镜。

然而，很多人认为随便找一家眼镜店配一副眼镜就可以解决问题。

其实，这种轻率配镜的方式很有可能给眼睛带来伤害。

（一）配镜验光很重要

眼镜绝非一般商品，而是一种矫正视力的医疗器械。一副合格的眼镜不仅能够有效地矫正人眼的屈光不正，而且还能改善视疲劳、促进双眼视觉平衡、提升双眼视功能。

验光更是一个科学、严谨的诊疗过程，是配好眼镜的前提。一般验光往往只是让近视患者单眼看得清楚一些。他们没有考虑到双眼同时视、双眼平面融像、立体视觉等因素，也没有关注有无斜视、弱视等眼部健康问题，这样易出现近视的欠矫与过矫，戴镜患者就很容易出现视疲劳、头晕头疼等症状，甚至会加重近视。

（二）近视的欠矫与过矫

矫正光度如果不足就是欠矫，时间一长还有可能使近视加重。矫正光度过高，超过实际需要光度就是过矫。过矫虽然可能短时间会使眼睛看东西清晰，但是会使眼睛与眼镜片组成的光学系统处于类似远视的状态，从而加剧视疲劳，也可能会使近视进一步加深。

（三）科学的验光配镜

（1）12 岁以下的儿童首先进行阿托品散大瞳孔的医学检影验光，待 20 天瞳孔恢复正常后再进行复验试镜。

（2）12~18 岁青少年可进行快速散瞳验光，第二天瞳孔恢复正常后，再进行复验试镜。

（3）18 岁以后，一般可进行不散瞳检影验光，验光后直接试镜。散瞳是因为青少年用眼负担重，容易表现为调节力过强，出现假性近视或有假性近视的成分。通过散瞳可以使调节肌相对放松下来，验光的度数才能更加准确，复验和试镜就是在原检影验光度数的基础上进行戴镜试验,并根据患者的反馈进行合理且科学的调整。

因此,一定要到专业机构进行医学验光,科学配镜。

(四)近视了却不戴眼镜的危害

对于近视了需要戴眼镜这件事,很多人内心是抗拒的。一般只要听到医生说戴眼镜,第一反应就是能不能不戴?甚至有人花几千块买什么近视治疗仪,结果只能是“被坑”。还有人认为,不戴眼镜近视会慢慢恢复。

那么,近视了到底该不该戴眼镜呢?

近视的原因主要是眼球前后径纵轴长度的过度拉长,是不可逆的。所以,戴不戴眼镜,戴什么样的眼镜,视力都不可能恢复。目前也没有发现除手术外可以逆转这个过程的任何方法,因此,宣称可以逆转近视的方法(治疗性矫正手术除外)都是“大忽悠”。

但是,假性近视很会伪装,一不小心就会骗了你,在决定该不该戴眼镜之前,先辨别真假近视,不盲目戴镜。

假性近视是由于眼功能性调节痉挛引起的,是一种暂时、可逆性的近视现象。假如盲目佩戴眼镜,很有可能会使近视由“假”变“真”而无法挽回。判断真假性近视方法:去正规的医院进行散瞳验光。

对于真性近视患者而言,看不清一定要戴眼镜。

不戴眼镜危害之一:长期处于视觉模糊状态下,视力下降将会更快。

不戴眼镜危害之二:长期不戴镜,可能会导致双眼聚合功能紊乱,引发斜视。

不戴眼镜危害之三:由于习惯性眯眼、歪头视物,可能会造成眼睛散光增加。

(五)配镜“潜规则”

眼镜作为近视、远视和散光的光学矫正手段,具有方便、安全、经济等优点。无论是儿童还是老年人,在配眼镜时都要注意这些“潜规则”。

1.“潜规则”一

儿童配近视眼镜并戴镜后,不能控制住近视度数进一步增长。度数配低一些,也不能减缓近视的发展。

首先,儿童近视的发生和发展,其主要原因是缺乏户外活动、长时间近距离用眼且得不到休息,与戴眼镜与否没有直接关系。

其次,近视是进入眼内的平行光线在视网膜前聚焦成像,造成看远处的东西不清楚的现象。戴上一副合适的凹透镜,可以使视网膜前的成像向后移动,落在视网膜上,人们看东西就清晰了。

最后,近视的发展规律是从无到有、从浅到深。国内外多个临床观察发现,大部分近视眼镜度数没配足的儿童,其近视发展的速度更快。

2.“潜规则”二

儿童配镜在镜架、材料、价格等方面要合理。

首先，儿童的鼻梁大多较低，在选择镜架时可选择鼻托高的或鼻托可调的活托架。

其次，儿童眼镜尽量选用塑料架，金属镜架易造成皮肤过敏。

第三，儿童生性好动，镜片磨损的可能性很大，且儿童近视度数可能每年都会发生变化，可以配一副价格合理的镜片，然后每年更换。

3.“潜规则”三

对于老年人配镜，当老花眼与近视并存时，要根据近视和老花眼度数，进行适当处理。老花眼是人体生理上的一种正常现象，是身体开始衰老的信号，大多数人会在40~45岁时出现老花眼。即使日常非常注意保护眼睛，老花眼度数依然会随着年龄的增长而增加。因此，在配镜时要根据年龄和老花眼度数，定期检查，配度数适宜的老花镜。

首先，当老花眼与近视并存时，应根据近视和老花眼度数，进行适当处理。

其次，若近视度数在300度以下，可拿下近视眼镜直接看近。

再次，若近视度数超过300度，而老花眼度数不深时，可考虑减少近视眼镜度数，使看近、看远都合适。

最后，有一定程度的近视和老花眼，应使用近视眼镜看远，使用老花眼镜着近。特别值得一提的是，使用双光镜或渐进多焦镜可以将近视和老花眼度数置于同一镜片上，免去频繁换眼镜的麻烦。

有些人因不服老而硬撑着不肯戴老花镜，这样会加重眼睛的负担。老花眼者若不戴眼镜，即使勉强看清近物，也会因强行调节和睫状肌过度收缩而出现种种眼睛疲劳的现象，如头痛、眉紧、眼痛和视物模糊等。

二、隐形眼镜那些事

佩戴眼镜是多数人的选择，便宜无风险。但是长期戴眼镜，不仅要时刻携带，还要定期去检查、“更新换戴”，最主要的是影响美观，甚至是影响前程，像部分参军的人、从事航空事业的人、空乘人员等有不能戴眼镜的硬性要求。

所以很多人比较青睐“隐形眼镜”，也就是角膜接触镜。就是把镜片戴在“黑眼珠”表面，帮助消除近视和散光，保持更好的双眼视觉。隐形眼镜相对于佩戴眼镜显然更为方便和美观，但长时间佩戴或者不正常佩戴会造成眼睛代谢异常，降低眼睛抵抗力，使眼睛更容易发炎。

刘女士是一家电视台的节目主持人，考虑到主持人的形象，刘女士虽然有近视眼，但几乎从来不戴框架眼镜，而是戴隐形眼镜。最近几天，刘女士工作比较晚，有时候回家简单洗漱后就因为太累了而睡着了,并没有摘掉隐形眼镜。一天早上,刘女士感觉右眼疼、畏光、流泪。她急忙到眼科医院就诊。医生询问了刘女士的病史并做了相关检查,确诊为隐形眼镜引起的角膜炎。

(一)镜片的区分

隐形眼镜通常是无色的,有花纹的是彩片,而我们常说的美瞳其实是强生公司注册的商标。因为历史原因,大家习惯上统称彩片为美瞳。如果你厌倦了框架眼镜,想要试着戴隐形眼镜(美瞳),请一定仔细选购符合标准与规范的产品。

隐形眼镜的镜片分为 3 种。

(1)硬性隐形眼镜,即 RGP 隐形眼镜,也叫"OK"镜,常用来矫正屈光不正和控制青少年近视度数。长时间佩戴"OK"镜需要定期复诊,大家更愿意选用的进口品牌价格昂贵,一次配镜就会花费几千上万元,所以在日常生活并不是很普遍。如果要购买"OK"镜,请去正规医院问询。

(2)半硬性隐形眼镜,与 1 类似,不赘述。

(3)软性隐形眼镜,即大家口中的"隐形眼镜",通常是透明无色或者淡蓝色,也有一些是镶嵌色彩的镜片,即"彩片(美瞳)"。

(二)隐形眼镜的材质

制作隐形眼镜的通常材料是硅水凝胶与水凝胶两种,前者因生产技术与成本的原因会比后者贵,但不代表就一定要选择硅水凝胶或者水凝胶。

水凝胶成本更低廉,材质更柔软服帖,但存在透氧量不足和蛋白沉淀的缺陷。

市面超过 95%的日抛型镜片都是水凝胶材质,用完即丢,不需要解决"清除蛋白质沉淀"这一难题。

硅水凝胶是目前应用在隐形眼镜里较为成熟的技术,因为硅介质的原因,所以其透氧率非常高,但也带来了昂贵的价格。

通常来说,一副硅水凝胶的隐瞒眼镜日抛的成本可达 20~30 元。

硅水凝胶通常会做成双周抛或者月抛,这样比较好权衡成本与镜片特性。

(三)常见的镜片选购误区

(1)误区一——含水量越高的镜片越好。此乃滑天下之大稽。含水量高只能说明镜片更柔软湿润,你在刚戴上镜片时舒适度高,在佩戴一定小时数后,水分流失,透氧率会快速下降,因此不适感会增强。

(2)误区二——微信朋友圈的隐形眼镜代理比眼镜店或者淘宝店的靠谱。请看准经营销售"三类医疗器械"的证明文书,否则要小心购买到不合格产品。

(四)隐形眼镜常见疑问与解答

(1)可不可以戴隐形眼镜睡觉?

不可以。正常的角膜需要"呼吸",睁眼时角膜氧供主要来自大气,闭眼时主要来自角巩缘和睑结膜血管，只占睁眼的1/3，故此时再戴镜，易致角膜缺氧。

(2)隐形眼镜度数为何与框架眼镜度数不同？

框架眼镜是置于眼睛的前面，而隐形眼镜直接贴在角膜前面，不存在框架眼镜的顶点距离效应，同时根据一定的光学原理，近视者隐形眼镜度数略低于框架眼镜度数，远视者则相反。

(3)隐形眼镜是不是越薄越好？

不是绝对的。薄的隐形眼镜可以增加透氧性，提高舒适度，但是易致镜片干燥、脱水，造成角膜干燥、角膜染色，同时镜片易破损。

(4)戴隐形眼镜可不可以游泳？

不可以。除非您戴了护目镜，否则，水池中的微生物引起镜片污染。有时水流会冲走镜片。

(5)隐形眼镜出现伤痕后还能使用吗？

镜片上出现的伤痕深浅程度不同，严重的伤痕将对眼产生刺激作用，损伤角膜表面，有必要请眼科医生判断，是否应更换镜片。硬性隐形眼镜表面上较浅的一些小伤痕，可以通过研磨进行修整，但软性隐形眼镜无法修整。

三、近视手术那些事

爱美之心人皆有之，有的人觉得戴眼镜难看，要求“摘镜”。有的人近视度数高，实在不想戴厚重的眼镜。“摘镜”是为了生活、运动更加方便。有什么办法“摘镜”吗？

答案是有办法的。近视手术想必大家都听过，可是总有一些人担心手术是否安全。那就给大家说说近视手术的事儿。

（一）近视手术的可靠性

近视手术，从20世纪90年代正式投入大规模临床使用，至今已经历30余年，五大时期，可以说到现在已非常成熟。同时，随着眼健康理念的深入人心，科技设备的高端发展和术前检查水平的不断提高，绝大部分术后不适及并发状况等都可预见，并可将风险降到最低。医生的熟练操作，也是该手术风行的重要原因。

（二）常见的近视手术有哪些

常见的近视手术方式有以下几种。

1. 常规个体化设计准分子激光手术(LASIK)

常规个体化设计准分子激光手术具有恢复快、安全、稳定、预测性好、费用经济等特点。由地形图或像差引导的个性化手术更加有利于提高视觉质量、改善夜间视力，但受到角膜厚度的限制。

2. 表层切削手术(LASEK)

表层切削手术对于术前检查发现角膜厚度小于 500 μm,或者虽然角膜厚度正常但近视度数较高的患者,就应该选择角膜表面切削技术。对于对抗性运动较强的特殊职业患者,建议选择表面切削手术。

3. 飞秒激光手术

飞秒激光手术尤其适合角膜薄、近视度数高的群体,角膜曲率变异大、小直径或扁平角膜的患者,屈光度高、角膜薄且对手术有畏惧感的人群,喜欢篮球、拳击等运动的近视患者,有夜间开车等要求,以及追求高品质视觉质量的患者。但不是所有人都适合飞秒激光手术,具体还要到正规医院去做检查,才能确定手术方案。

4.ICL 有晶状体眼人工晶状体植入术

ICL 有晶状体眼人工晶状体植入术是通过一个微小的切口向眼内植入 ICL 人工镜片,是目前矫正超高度近视和远视最理想的方法。尤其适合 1200 度以上的高度近视眼。该手术优点:手术安全,视力恢复快,视觉质量好,是可逆的手术,可随时取出,不改变眼球组织结构和形状。

(三)近视手术的基本要求

18 岁的小张是北京一名高三学生。高考结束后,冲出考场后的同学们大多三五成群一起去狂欢庆祝高考结束,而小张送给自己的考后礼物是一台近视手术。随着高考结束,各省市的眼病防治中心迎来了一年一度的高考后"摘镜潮"。近视手术虽好,并非人人可做,更不是随时可做,一定要做好充足的准备,这样才能让近视矫正手术真正为实现职业梦想助力。

适合做近视手术的人要符合以下条件:

(1)年龄最好在 18~55 岁;

(2)近视度数在 2 年之内相对稳定,每年变化不超过 50 度;

(3)眼睛部位没有疾病;

(4)没有糖尿病、艾滋病、红斑狼疮或类风湿关节炎等可能影响伤口愈合的全身性疾病。

符合以上基本要求的近视患者,已经符合做手术的一部分条件了,之后需要去医院做进一步详细检查。医生会根据检查结果判断你是否适合做手术,以及适合哪一种手术方式。

(四)近视手术会有反弹或者后遗症吗

所谓的"反弹"是可能发生的,医学上把这种反弹现象叫作"回退"。但别太担心,随着医学技术的发展,回退是可防可控的。

回退的可能性和程度与近视度数有关,中低度近视一般没有回退,高度近视虽然出现回退的可能性大,但一般也能控制在原有度数的 5%左右。

对于术后多年出现的视力下降,往往不是因为“反弹”,而是近视还在加深或其他原因导致,需要到医院做眼部检查。

部分人群还会伴随一些临床表现,像眼睛干涩、眼睛疲倦、眼睛充血、视觉疲劳等,这都是正常的反应。定期检查、注意休息很重要。

(五)近视手术术前术后注意事项

1. 术前注意事项

(1)术前2周内勿戴硬质隐形眼镜,术前1周内勿戴软质隐形眼镜。

(2)术前3天内遵医嘱每天滴用抗生素眼药水,勿自用其他药物。

(3)手术前3天内勿用任何化妆品和香水。

(4)术前若感冒或身体有特殊不适要告知医生,以便医生酌情处理。

(5)在家盯着1尺左右的小点练习固视。

2. 术后注意事项

(1)术后1周内洗脸、洗头、洗澡时,防止水进入眼睛,以免感染;注意避免眼部外伤。

(2)1个月内不可以游泳;避免可能发生眼部撞击的体育运动,也不能化妆;禁止眼部按摩,避免揉眼。

(3)尽量避免过度用眼,不能长时间看书、看电视、玩电脑;要好好遵照医嘱要求点药水。

第二节 白内障的治疗

得了白内障,您是不是迫切地想知道白内障怎么治疗?是滴眼药?是吃口服药?还是手术治疗?

一、白内障的药物治疗

药物治疗只是安慰剂吗?

临床试验证实,药物不能使已混浊的晶状体转为透明从而治愈白内障。迄今为止,对白内障的治疗尚无特效药,所谓的药物治疗只是安慰剂。

由于白内障的病因尚未阐明,药物治疗尚未取得突破性进展,虽然目前抗白内障药物种类不少,但仍未有一种药物的疗效得到普遍承认,没有药物可以根治白内障。常用的治疗白内障的药物有卡他灵、维生素E、维生素C、麝珠明目液、障翳散和石斛夜光丸等。对于早期的有临床意义的白内障,可以考虑先用药物治疗以减慢白内障的发展。

二、白内障的手术治疗

鉴于白内障药物治疗尚未取得突破性进展，如果白内障明显影响视力时，手术是唯一有效的解决白内障问题的手段。

乍一听治疗白内障需要手术，您难免紧张害怕。了解了手术的过程，您可能就没那么担心了。

白内障手术均采用微创切口。手术通过透明角膜的一个微小切口，完成混浊晶状体的超声乳化，并将其吸出眼外，然后通过此切口植入人工晶状体。手术无须缝合。手术切口小，损伤少，安全性高；术后视力恢复快，基本无疼痛。

（一）白内障手术知多少

白内障要等"熟"了才能做手术吗？

白内障"熟透了"再做手术是二三十年前的观点。其实，这是个误区。因为那时候眼科显微手术技术还没有现在这么精湛，设备也没有现在好，那时的白内障手术风险较大，并发症较多，所以要等到彻底视物不清了再做手术。现在白内障手术已经很成熟了，手术风险非常低，反而做手术太晚更容易造成手术并发症。只要白内障影响到您的工作或者生活了，即可进行手术治疗。

目前手术是治疗白内障的最佳方式，其效果肯定，术后视功能恢复快。有很多人对手术存在一定的恐惧和误解，认为白内障不做手术也无妨。其实不是这样，在白内障疾病发展过程中，如果治疗不及时，也会发生一些严重的并发症。有些白内障在混浊加重时，会吸收水分膨胀，导致急性闭角型青光眼；有些白内障过于成熟，液化的白内障物质渗漏到眼内，诱发葡萄膜炎；有些过熟期白内障患者发生晶状体溶解性青光眼；受到轻微外伤，过熟的白内障会发生脱位，可能出现各种严重的后果。

（二）白内障的手术时机

如果白内障不影响视力和工作，可以通过点药控制病情，甚至不需治疗。当视力明显下降，影响生活和工作时可以通过手术来治疗。目前大多数观点认为如果视力低于 0.4，且无法戴眼镜提高视力，即可以考虑手术。有些患者对生活质量要求较高，需要从事驾车等活动，为了改善视觉质量，可以更早些手术。有闭角型青光眼或有青光眼家族史的患者可以适当早些手术，有利于控制眼压或防止发生青光眼。

（三）白内障手术的疑问与解答

（1）白内障"摘除"后，还得在眼睛里放个"镜片"？

是的，那个"镜片"叫作"人工晶状体"，它是有一定度数的透镜，像照相机镜头一样能够使外界物体清晰地投射到眼底视网膜上，这样才能使眼睛看得清楚。

（2）人工晶状体放在眼睛内能用多少年？还用换吗？

人工晶状体的设计，是让人终身使用的，没有特殊情况是不用取出来再重新植入的。也就是说，一辈子就放一次。极个别情况下由于人工晶状体质量原因发生人工晶状体混浊或者由于某种原因发生人工晶状体移位，可能需要进行人工晶状体置换。

（3）怎么选择人工晶状体？我家不差钱，哪个“片片”贵，我装哪个。

植入的人工晶状体类型需要根据患者的眼部检查结果，结合患者的生活状态、工作性质等综合考虑决定。医生会给出专业的建议，记住一句话，“最贵的不一定最好，最好的不一定最适合”。

（4）做完手术，就一定能看清楚了吧？

我们的眼睛就像一架照相机，白内障手术就相当于更换了照相机的镜头，但是照相机拍出的照片清晰度不仅与镜头有关，还与照相机内许多部件有关，这些因素都会影响到成像的质量。如果患者除了有白内障外，还有青光眼、眼底疾病等，就相当于照相机底片出了问题，这样即使“更换了镜头”，做了白内障手术，由于“底片问题”，术后视力也不一定能够提高。

（5）做完手术需要复查吗？

复查是必需的，一般需要在手术后的1周、1个月、3个月来医院复查。术后一定要注意眼部卫生，避免挤压碰撞术眼，按照正确的方法给术眼用药，饮食宜清淡，预防便秘，避免低头、憋气，避免眼部进入污染物。

（6）做完白内障手术，还会复发吗？

一般不会复发，人们常说的白内障复发，是装人工晶状体的囊袋混浊了，并不是真的复发。随着技术和设备的不断改进，白内障手术效果也在不断提高，现代小切口超声手术能理想地解决白内障问题，手术并发症明显减少。但是由于各种原因，有些人术后一段时间，会因细胞活跃等因素，在植入的人工晶状体周围形成一层雾状膜样增生，即为后发性白内障（简称“后发障”），后发障仍然是白内障术后视力再次下降的最常见原因。后发障的发生有很多复杂因素，患者年龄、手术时间、白内障类型、是否有高度近视和糖尿病等，都是后发障发生的关键因素。

（7）对于后发障有什么治疗方法吗？

自Nd：YAG激光首次被用于晶状体后囊混浊切开并获初步成功以来，这种非侵入性治疗方法因其具有危险性小、疗效确切、简单易行等优点而得到越来越广泛的应用，已经逐渐成为治疗后发性白内障的一种常规方法，基本避免了白内障术后因“后发障”而需再次手术的问题。

Nd：YAG激光晶状体囊膜切开时，利用YAG激光的高能量，在瞳孔区中央，相当于人眼视轴处，将人工晶状体后方的增生混浊区域打开，显露出一个透明区域，患者视力就会立即改善。这种方法安全可靠，对眼内其他组织无干扰，操作方便，患者无病苦，视力恢复可“立竿见影”。

植入适合患者个体需求的功能性人工晶状体，不仅能改善白内障患者术后的视力，让视觉效果更加清晰，还可以获得远、中、近多种良好的视觉效果，满足患者精细工作和高品质生活的需求。

Nd:YAG激光因其效果好、眼部反应小、经济方便，已得到越来越广泛的应用，但也要严格把握其操作适应证。

（8）适应证有哪些？

首先，白内障术后3个月或3个月以上，停用抗炎药物且眼内炎症已消失。

其次，患者视力下降、对比敏感度降低，使用小孔镜或镜片矫正后视力仍不能上升，且视力下降程度与后囊混浊程度一致，已排除黄斑囊样水肿等其他影响视力的情况。随着人工晶状体设计的改进优化，后发性白内障的发生率会大大降低。但是随着患者对视力的高要求，功能性人工晶状体植入后，轻度的后发障也可能对清晰度和对比度造成一定影响，可能还会引起眩光、畏光等症状。如出现这一状况，经有经验的医师仔细评估后，也可进行激光后囊切开，以提高视觉质量。

（9）白内障手术为什么需要植入人工晶状体？

人工晶状体的作用是取代在白内障手术中去除的混浊的晶状体，使平行光线通过人工晶状体聚焦于视网膜成像。人工晶状体是晶状体的人工替代物，从植入的位置分类，可分为前房型人工晶状体和后房型人工晶状体。从人工晶状体的材料分类可分为硬性人工晶状体和折叠式人工晶状体。硬性人工晶状体的材料是聚甲基丙烯酸甲酯（PMMA），在眼科临床应用已经有50余年历史，是折叠式人工晶状体出现之前最常用的人工晶状材料。折叠式人工晶状体是近十几年发展起来的新型人工晶状体，此类人工晶状体可以折叠后通过小切口植入，术后恢复快，后发障的比例低。常用的材料是丙烯酸、硅凝胶和水凝胶。经过多年的临床应用，丙烯酸酯的人工晶状体被认为术后安全性和稳定性最好，而且由于生物相容性好，手术后炎症反应小。人工晶状体的材料不同，价格也有较大差别，患者可以根据自己的经济条件和眼部具体情况，征求医生意见后选择适合的人工晶状体。

随着白内障手术从以往的治疗性手术到屈光性手术，改变了人们对白内障的看法，对术后视觉质量恢复的要求越来越高，人工晶状体也从原先的单焦点人工晶状体，衍生出矫正散光的Toric人工晶状体、双焦点人工晶状体再到目前最新的三焦点人工晶状体，来保证术后获得最佳的近、中、远距离的视力。

（10）人工晶状体选择有哪些误区？

相对于眼镜的度数测量，人工晶体的度数计算要复杂得多。在进行白内障手术之前，通常必须测量手术眼的屈光、角膜曲率、眼轴长度以及角膜的球面像差等多组数据，手术医师再根据患者的这些数据选择相应的人工晶体计算公式，计算出的度数还需与不同的人工晶体的常数进行调整再确定拟植入的人工晶状体的度数，最后结合患者眼睛结构特点、球差的诸多因素，个性化地合理选择适合患者自身条件的人工晶状体。为了满足不同的临床需要,近年来还有许多新型的人工晶状体不断面世,包括非球面人工晶状体、蓝光滤过型人工晶状体等,这些新型的高端人工晶状体无疑为患者提供了更多的选择机会。但在进行人工晶状体选择时,尚存在很多误区,比如"贵的人工晶状体就是质量好的,用得会更长久","新的人工晶状体就一定能够提供更好的视力"等。

实际上,从质量和使用年限的角度上讲,大多数人工晶状体都是比较接近的。更贵的、新的人工晶状体是通过光学面的特殊设计,提供了额外的视功能,而并不是简单地提高术后视力。比如非球面人工晶状体能够提高暗光条件下的视觉质量;多焦点和可调节人工晶状体可以提供术后的全程视力;等等。具体选择什么样的人工晶状体,主要还是要根据病人的经济情况、生活习惯和要求而定。

(四)白内障常见的手术方法

1. 超声乳化白内障摘除联合折叠人工晶状体植入术

该技术是国际上公认的最先进、最可靠的白内障治疗方法,是目前绝大多数病例采用的术式,其优点如下:

(1)手术时间短,痛苦小;

(2)手术切口小,视力恢复快;

(3)手术并发症少,术后用药少;

(4)手术效果稳定,适用于绝大多数患者。

2. 现代白内障囊外摘除联合人工晶状体植入术

该技术是以往的白内障术式,主要应用于少数硬核白内障及极少数不适合超声乳化手术的病例。其缺点在于术后恢复相对较慢,散光大。

(五)白内障手术前患者需要做的检查

为了保证手术的成功,预防并发症的发生,白内障手术前要做详细的眼科和全身检查。

1. 眼科检查

(1)术眼的视力、光感、光定位、红绿色觉等视功能检查。

(2)裂隙灯和检眼镜检查。

(3)眼 A/B 超、IOLMaster、角膜内皮细胞检查。

(4)特殊检查:Itrace 像差仪检查。

2. 全身检查

为了保证手术的成功,预防并发症的发生,白内障手术前要做详细的眼科和全身检查。

(1)血尿常规、肝肾功能检查。

(2)血压、心电图、胸部 X 线检查。

（3）高血压、糖尿病以及较严重的心脑血管疾病患者，需要做更详细的内科检查，病情稳定后再考虑手术。

（六）白内障手术后需要注意问题

现代白内障手术十分精细，切口也很严密，手术后如能正确护理，那么并发症将会很少。术后应注意以下几点。

（1）不要用力挤眼，避免剧烈活动，有咳嗽或呕吐的患者应服用镇咳和止吐药。

（2）休息时尽量平卧，避免弯腰、负重，不要用力憋气或打喷嚏，尽量少低头。

（3）术后手术眼一般无明显疼痛，如术眼不适，应尽快到医院请眼科医生检查，并做出相应的处理。

（4）术后手术眼应加眼罩，以避免误伤。

（5）老年白内障患者如合并全身疾病，应请专科医生协助治疗。

（6）术后三天内不要吃难以咀嚼或过硬的食物，不吃刺激性食物，忌烟酒。

（7）保持大便通畅，防止便秘。

三、激光手术遇上白内障手术

近视激光手术会让人更加容易患上白内障吗？做过近视激光手术后，又患上了白内障，怎么办？

（一）近视激光手术和白内障手术

白内障的发生和是否做过近视激光手术没有任何关系。接受过近视激光手术的患者，在患白内障后，仍可以接受白内障手术。

1. 近视激光手术

近视激光手术是在眼睛外层角膜的“黑眼球”，利用激光对角膜进行切削的一种手术。激光波是人类肉眼看不到的光波段，它并不会穿透眼球壁进而对眼睛正常组织产生影响，也不会改变眼球的内部结构。

2. 白内障手术

白内障手术是在眼球的周边角膜或角巩膜边缘做2~3 mm切口后进入眼内的手术。手术中，医生在摘除眼球内混浊的晶状体后，装入人工晶状体。虽然近视激光手术与白内障手术都是眼部手术，但手术的部位并不一样。所以，近视激光手术并不影响白内障的发生和发展。

（二）近视激光手术对白内障手术的影响

近视激光手术因切削了角膜，改变了角膜的光学特点，使进行白内障手术前确定人工晶状体度数的难度增加。如果人工晶体度数计算不准确，就会影响术后视觉效果。不过，通过目前的一些矫正公式和计算软件能够达到较高的准确度。对于接受过近视激光手术的白内障患者，如需进行白内障手术，术前一定要与主刀医生交代近视激光手术史，以便医生在术前能够精确计算人工晶状体的度数，并做出手术切口的设计方案。

另外，做近视激光手术患者往往是高度近视患者。高度近视合并白内障，其手术的难度会增加。建议手术时找经验丰富的医生来“操刀”完成。

只要经过规范的术前评估和设计，做过近视激光手术的患者同样可以做白内障手术。

四、高度近视遇上白内障手术

我的爱人是一名 2200 度超高度近视和严重白内障患者，不知道要选择什么样的治疗方案。

正常情况下，人眼中的晶状体是透明的，光线通过它及一些屈光间质到达视网膜，才能清晰地看到外界物体。一旦晶状体发生混浊就会影响视网膜成像，导致视物模糊，这就是“白内障”。白内障是常见的致盲性眼病，当高度近视与白内障“狭路相逢”时，就成了临床上难治性白内障之一。

目前还没有任何一种药物能够治愈白内障或阻止白内障的发生与发展，手术治疗是唯一有效的方式。若将眼睛比作一台照相机，那白内障超声乳化人工晶状体植入术就是将照相机原先模糊的镜头换成高清镜头。手术先通过“粉碎机”将混浊晶状体打碎，再用“吸尘器”将打碎的晶状体吸走。在摘除混浊的晶状体后，植入人工晶状体这个“人造镜头”，就能使视野（视力）恢复正常，且可终身使用。

60 岁左右出现年龄相关性白内障属于正常现象，但临床上也有一些 45~50 岁的白内障患者，这可能是高度近视惹的祸。因此，高度近视患者若突然出现近视度数加深，一定要及时到医院就诊。

“等我完全看不见了再动手术。”对于许多白内障患者所持的这一观点，其实并不对，现代人对于生活品质的要求越来越高，当白内障引起的视力问题影响生活质量时，就可以考虑接受手术治疗了。高度近视合并白内障患者，如果手术拖得太晚，白内障硬度会很高，大大增加手术难度，影响手术效果，所以高度近视合并白内障患者不适合太晚进行白内障手术。

白内障患者在选择人工晶状体时，需接受详细的术前检查，并根据自身实际情况（如对视觉质量的要求和经济状况等因素）来综合考虑。目前，单焦点晶状体已被纳入医保结算范畴，适合大部分对视觉质量要求不是很高、经济不宽裕的患者。而三焦点人工晶状体适合经济条件优越且追求视觉质量较高的患者，它不仅解决了大部分白内障患者的复明问题，也能使患者获得良好的远、近视力及调节能力。术后患者在看电脑、看手机和阅读时都不用戴眼镜，是“一站式”解决白内障、老花眼及近视的理想选择。高度近视患者的长眼轴，也给人工晶体度数的测算带来一定困难。近年来，科学家们开发了很多适合高度近视眼患者的人工晶体度数测算公式，以保证患者在术后获得最合适的屈光度数。

由于超高度近视合并白内障以核性混浊较为多见，眼球结构的病理性改变特殊，玻璃体液化明显，特别是常合并视网膜脉络膜病变，手术难度较大，手术风险较高，所以医生并不能保证患者在术后一定能够获得高质量的视力，高度近视患者应该有合理术后预期。

五、白内障手术治疗后的干眼处置办法

为摆脱白内障困扰，王奶奶在家人的陪同下进行了手术，术后状况良好。但是好景不长，王奶奶视力提高了，看得清楚了，眼睛却并不舒服，还会出现干涩、异物感、烧灼感、迎风流泪等症状。

这可能是白内障术后干眼惹的祸。白内障术后干眼可能因手术创伤（角膜切开）、术后炎症、术后长期使用含防腐剂的滴眼液、全身代谢性疾病（糖尿病）、结膜松弛或激素分泌（绝经后女性）引起，可通过下列方法改善。

（1）首先可用治疗干眼症的眼药水，如玻璃酸钠滴眼液、自体血清滴眼液、聚乙烯醇滴眼液、聚乙二醇滴眼液等不含防腐剂的人工泪液。

（2）其次改善周围环境，注意眼睑卫生，注意休息，避免过度用眼，不要长时间使用电子产品。

（3）再次可通过热敷、睑板腺按摩、红外理疗、佩戴湿房镜和口服维生素等方式进行改善。

（4）要保持均衡饮食，补充必需的脂肪酸等。

（5）局部使用药物治疗睑缘炎等（如存在病症）。

（6）其他方法治疗无效的情况下，可前往眼科医院采用泪点栓塞、唾液腺移植等手术方法进行治疗。

在这里要特别提醒的是，白内障术后干眼同时伴有口干且长期干眼治疗无效的患者要警惕干燥综合征，需要前往综合性医院风湿免疫科进行治疗。

六、白内障的日常防护与延缓

我们已经知道，随着年龄增长，白内障将是每个人都可能要面对的疾病，目前治疗白内障唯一的有效方法是手术治疗。很多人问，日常生活中有没有方法预防白内障呢？

答案是没有完全阻止和预防白内障的方法。因为白内障和年龄相关，我们无法阻止一个人慢慢变老，所以没有办法让白内障不发展。不过，我们可以通过调整日常的饮食、行为习惯进行眼睛养护，在一定程度上延缓晶状体混浊，保护视力。

（一）减少强光刺激

紫外线长时间照射眼睛易导致白内障，如果从事户外活动比较多，可以戴遮阳帽或深色墨镜，以减少强光对眼睛的刺激。

（二）积极防治慢性病

糖尿病等慢性病易并发白内障，日常应控制血糖稳定。

（三）保持心情舒畅，锻炼身体

避免过度的情绪刺激和波动，保持心情愉快。锻炼身体，提高免疫力，有利于白内障的稳定。

（四）调整饮食结构，适当补充维生素和微量元素

饮食以清淡、富有营养的食品为宜，尤其应从食物中摄取充足的维生素。应多吃蔬菜、水果、鱼肉、动物肝脏、蛋类等。少食辛辣、油腻之物。中医认为，老年性白内障多属肝肾精血亏虚，不能涵养眼睛所致，刺激性食物多会耗损阴精，加重病情。

（五）避免眼睛受外伤

眼睛如果受外伤也可能会引发白内障。所以一旦眼睛受伤，请及时就医。

第三节　青光眼的治疗

一、青光眼的分类

自从 Albrecht Von Graefe（1857 年）首次对青光眼进行分类以来，世界各国已有许许多多的分类方法。随着眼科技术和设备的发展，人们对青光眼病因有愈来愈多的了解，使青光眼分类从单一的以房角为基础的分类，跃升为结合病因进行分类。由此可见对青光眼的分类过程，也就是人们对青光眼认识不断加深的过程。任何一种青光眼分类都不免有其片面性和不足之处，需要我们不断实践，不断总结、丰富和纠正其内容，使其日趋完善。

（一）原发性青光眼

原发性青光眼指没有与可以确认的有关眼病有联系的青光眼。这一类青光眼有两种基本类型，即闭角型青光眼和开角型青光眼。

闭角型青光眼眼压升高是由于虹膜根部机械阻塞前房角引起的，又可分为急性和慢性 2 种。开角型青光眼眼压升高时房角仍然开放，说明其眼压升高不是由于虹膜根部机械阻塞前房角，而是由于小梁网本身的病理改变使房水外流阻力增加。部分开角型青光眼的眼压仍在统计学的正常范围内，但具有典型的青光眼性视盘病变和视野缺损，我们称之为正常眼压性青光眼或低压性青光眼。

临床上开角型青光眼与闭角型青光眼有许多不同。

（1）闭角型青光眼根据眼压升高的情况分为急性闭角型和慢性闭角型青光眼，以急性发病为多见。其特点是：眼压急剧升高，视力急剧减退，眼疼伴头痛、恶心呕吐；房角狭窄或关闭；前房变浅或消失；瞳孔散大，角膜水肿；虹膜膨隆；多见于50岁以上中老年人，女性多于男性；双眼先后发病；多以用眼过度、疲劳、情绪激动、暗处停留时间长、局部或全身应用抗胆碱药物等为诱因发病。慢性闭角型青光眼，由于房角狭窄关闭粘连，使眼压逐渐升高，临床上没有急性发作，经常可感觉眼胀伴头痛不适；检查时发现眼压升高，视力下降，视神经形成大凹陷，可出现萎缩，视野缺损，多见于50岁以上男性，较隐蔽不易被发觉。也有一部分是急性闭角型青光眼，发作后眼压一直控制不满意而产生了视神经及视野的损害。

（2）开角型青光眼又称慢性单纯性青光眼。它不同于闭角型青光眼，其特点是：眼压虽升高但房角始终开放，而房水流出受阻于小梁网系统；大多数患者无自觉症状，偶有眼胀，晚期视力、视功能严重损害才发现；眼压不稳，可正常或轻度升高，昼夜波动大，检查眼底视盘生理凹陷深，大杯盘比大于0.6，色淡，视野呈典型青光眼缺损，特别是有青光眼家族史；临床上确定开角型和闭角型青光眼对于其治疗和预后有重要意义。

（二）继发性青光眼

继发性青光眼是由于眼部疾患或全身病引起的眼部改变，影响房水排出，导致眼压升高。由于这类青光眼也像原发性青光眼存在着房角开放及关闭两种情况，故按房角可分为继发性闭角型青光眼和继发性开角型青光眼。

（三）混合型青光眼

两种以上的原发性青光眼、继发性青光眼或原发性与继发性青光眼合并存在，均属于这一类。

（四）先天性青光眼

先天性青光眼又可分为以下三种类型：

（1）婴幼儿型青光眼。出生时或出生后6岁以内发生的青光眼。

（2）青少年型青光眼。青少年期因房角发育异常所致的青光眼。

（3）青光眼合并先天异常。

二、青光眼的就诊时机很重要

青光眼的早期诊断非常重要，首先是因为青光眼盲是不可逆的，也就说一旦发生即不能恢复。其次，早期发现要比病变进展到严重时，治疗更有可能取得成功。这说起来很简单，实际上很难做到。为什么这么说呢？

通常只有在患者就诊时，才有确诊 青光眼的可能。

此外，通常该病的早期改变不易与正常变异区分。疾病发展的一段时间内，很难确定这些改变是否将发展成青光眼。急性青光眼患者由于眼压急剧上升出现明显的症状,患者总会立即就诊。而慢性青光眼患者有相当一段时间内不会去注意那些异常表现,医生常常发现患者第一次就诊时就有大范围的视野受损。这种情况在老年人群体中更常见。

因此,无论什么时候出现视觉方面的问题,无论表现为哪一种形式,都应当去眼科进行检查。如果问题出现在近期短时间内,更应该去医院就诊。眼球或眼周胀、虹视也需要去医院检查。

当有疑问时,多向眼科医生咨询总比少咨询更安全。对既没有任何眼部症状和眼部不适,也没有青光眼家族史的人,建议在40岁时,做一次眼科检查。当有症状出现、家族史或者其他危险因素时,宜早进行眼科检查。眼科医生会告诉你是否存在青光眼的可能性。如果有青光眼的某些迹象,医生会让你做一些检查来证实或排除青光眼。如果确诊是青光眼,需要明确损害的程度并及时治疗。

青光眼如何治疗呢?

治疗青光眼的方法主要有药物治疗、激光治疗和手术治疗三种。这些方法各有优势,分别适用于不同类型的患者。

三、青光眼的药物治疗

首先,药物治疗。青光眼药物治疗主要作用是降眼压。常用的药物有6类,现在还有复方滴眼液制剂,即两种不同降眼压机制的滴眼液装在一个滴眼液瓶子里一起使用,同时发挥各自的降眼压作用。

接下来给大家盘点一下常见治疗青光眼的药物分为哪几种。

(一)毛果芸香碱

毛果芸香碱又称匹罗卡品,是最具代表性的缩瞳剂。自从1877年被临床应用以来,已有100多年的历史,目前仍为某些类型青光眼的基本治疗药物。但有几种特殊类型的青光眼应禁用或慎用此药:①恶性青光眼、小眼球、球形晶状体、晶状体脱位等继发闭角型青光眼应禁用;②缩瞳剂可引起血-房水屏障的破坏而产生虹膜炎,缩瞳过程中牵拉异常血管导致出血,因此新生血管性青光眼、葡萄膜炎继发青光眼、前房积血继发青光眼等应慎用缩瞳剂;③由于缩瞳剂会引起睫状肌收缩牵拉视网膜,有发生视网膜脱离潜在可能性的患者应慎用;④房角全部粘连性关闭时缩瞳剂降压效果差,不宜使用;⑤先天性婴幼儿型青光眼使用缩瞳剂降压效果不明显,应慎用。

(二)马来酸噻吗洛尔(噻吗心安)

只要没有全身禁忌证,几乎各种类型青光眼都适用。但由于噻吗心安是非选择性β受体阻滞剂,可作用于与心肌收缩有关的β_1受体和与血管、支气管平滑肌舒张有关的β_2受体。对大多数健康患者,这种作用没有明显后果,但对伴有严重心血管和呼吸道疾病的患者具有潜在的严重不良反应,因此对患有严重心脏病、窦性心动过缓、哮喘或严重阻塞性肺疾患患者应禁用此类药。

(三)乙酰唑胺

乙酰唑胺对各种类型高压性青光眼均有降眼压作用,是手术前应急控制眼压的有效降压药物。但其引起的全身不良反应比较普遍,不宜长时间使用。尤其要注意下列情况:①肝硬化、酸中毒、肾功能不全、心力衰竭、电解质紊乱者禁用;②既往有尿路结石、肾绞痛、磺胺尿结晶者禁用;③对磺胺过敏者禁用。

(四)前列腺素类衍生物

此类药物降压幅度大、效果持久、昼夜眼压波动小、严重不良反应小、点药次数少,是比较理想的降眼压药物。在欧洲、美国、日本、马来西亚等国家和地区的青光眼治疗指南中,已明确指出前列腺素类药物是治疗开角型青光眼的首选药物,但其价格较贵,故限制了在我国的广泛使用。此类药物在使用中应注意:①对于房角广泛关闭的闭角型青光眼不宜使用;②由于前列腺素与炎症反应有关,既往具有眼部感染史(葡萄膜炎)、外伤继发高眼压、急性眼部感染、新生血管性青光眼及眼部手术后继发青光眼的患者,均应禁用此类药物;③前列腺素类药物有发生黄斑囊样水肿的可能,故在无晶状体患者、后囊破裂的人工晶状体患者和有黄斑水肿危险因素的患者中,使用时需谨慎。

四、青光眼的激光治疗

主要包括以下几种激光治疗方法:①激光虹膜切开术,用激光在周边虹膜上打孔,避免青光眼急性大发作;②激光周边虹膜成形术,通常与虹膜周边切开术联合应用效果更好;③选择性激光小梁成形术,主要用于原发性开角型青光眼;④激光睫状体光凝术,一般用于各种无功能的难治性青光眼,如新生血管性青光眼、绝对期青光眼。

五、青光眼的手术治疗

手术治疗主要用于闭角型青光眼、婴幼儿型青光眼、经药物或激光治疗仍不能控制眼压的开角型青光眼、发育性青光眼。手术治疗即通过手术降低眼压,阻止视神经进一步受损。

(一)常见的几种青光眼手术

青光眼手术的机制主要是促进房水的排出或减少房水的生成。根据手术目的可分为以下几种。

(1)内引流手术。如解除瞳孔阻滞的虹膜周边切除术等。

(2)建立新的眼外引流途径。也称为滤过性手术,是最常用的青光眼手术,包括小梁切除术、巩膜咬切术、青光眼引流阀植入术等。

(3)减少房水分泌类手术。如睫状体冷凝术、睫状体光凝术等。

(4)一次解除多种阻滞的联合手术。此类手术主要治疗一些难治性青光眼,如恶性青光眼、外伤性青光眼、晶状体脱位继发青光眼等。

(5)其他。超声乳化白内障摘除治疗早期闭角型青光眼等。

青光眼手术方法很多,但没有一种方法适用于所有青光眼。就是同一类型青光眼,同样手术方法,其疗效也不相同。所以在选择手术术式时,应根据青光眼类型及发病的不同机制而选择不同的手术方法。

(二)青光眼 MIGS 手术

青光眼实际是因为眼睛里的排水通道出了问题,水排不出去而引起眼压高,眼压高又导致视神经的萎缩。从经典手术的角度而言,需要想各种办法将水引流出去。其中最经典的手术是小梁切除术,其具有几十年的历史,对各种各样的青光眼都可起效。小梁切除术是在眼球壁上开一个很小的通道,让眼睛里的水顺着这个通道排出,可以降低眼压,是经典的手术。这种手术目前已经发展成熟,能够安全有效地降低眼压。然而,小梁切除术并不是完美的手术,术后明显存在风险:迟发性滤过泡感染或眼内炎、低眼压性黄斑病变、脉络膜渗漏或出血、浅前房、角膜损害、复视和白内障形成等。

为了避免进展期青光眼和视野缺损发展迅速的患者失明,不得已采取传统手术治疗时,这些风险还可以被患者接受。但传统手术并不适合早中期病程患者,以及那些希望减少药物用量的患者。近年来,一类新的青光眼术式正在发展。青光眼微小切口手术(Minimally invasive glaucoma surgery, MIGS),也被称为微切口、微侵入式青光眼手术,其并非一种术式,而是多种手术方式的总称。

1.MIGS 手术的特点

MIGS 手术具有一些共同的特点。

(1)这一类手术基本都是内路手术,不破坏结膜组织。传统滤过性手术都是通过切开结膜、巩膜,最终进入眼内,主要的手术步骤都在结膜和巩膜层面。MIGS 手术几乎都是通过一个很小的角膜或角膜缘切口进入眼内操作,不损伤结膜组织。正是由于其不损伤结膜的特性,如果将来患者青光眼病情进展,需要接受传统滤过性手术,不会因为先前的 MIGS 手术而影响滤过性手术的疗效。

(2)由于眼球表面的切口很小,手术安全性较高,术后发生严重并发症的概率也大大小于传统滤过性手术。因此对患者的生活质量影响不大,患者术后恢复较快。

(3)MIGS 手术的降眼压幅度普遍低于传统滤过性手术。换句话说,MIGS 手术一般适合于青光眼病变程度在轻度到中度的患者。对于已经到青光眼病变晚期的患者,由于目标眼压水平一般要求非常低,此时 MIGS 手术就可能不再是一个理想的选择,而应考虑传统滤过性手术。

2.MIGS 手术的种类

MIGS 手术包含的手术种类很多。从降低眼压的作用机理来分,MIGS 手术可以分为两大类:增加房水排出和减少房水生成。在减少房水生成的一类中,只有一种手术:内镜下睫状体光凝术。传统的睫状体破坏手术需要使激光能量穿过结膜、巩膜才能作用于睫状突,造成了很多不必要的组织损伤,治疗的精确性也不高。通过内窥镜,直接将激光光纤伸入眼内,在直视下光凝睫状突。这样就避免了其他组织的不必要损伤,治疗也更为精确直观。

与传统青光眼手术原理一致,增加房水排出依然是青光眼手术治疗的主要考虑方向。依据作用原理又被进一步分为:经小梁网、经脉络膜上腔和经结膜下。其中"经结膜下"作用的手术,其降眼压机理与传统滤过性手术相似,但结膜切口更小或甚至无须做结膜切口。在所有的 MIGS 手术中,"经结膜下"这类手术的降压幅度是最大的。"经脉络膜上腔"的手术种类不多,相对临床应用也不如其他类型手术广泛。

最多种类的 MIGS 手术都集中在"经小梁网"作用机理中,这也是其与传统青光眼手术最大的差别之一。传统手术针对房角、小梁网的手术种类较少(例如针对先天性青光眼的外路小梁切开术)。从这个作用方式可以知道,这类手术主要针对开角型青光眼患者。因为闭角型青光眼患者房角已经关闭了,也就无法从小梁网途径来进行手术。此类手术的设计思路是设法使房水绕过小梁网,这一开角型青光眼最主要的房水流出阻力部位,再由正常生理房水流出通道排出眼外。这类手术的最大优点是房水流出依然通过生理途径,避免了所有人为途径的并发症。对于原发性开角型青光眼早期或中期患者,以及多种以小梁网阻力增加为主的继发性开角型青光眼(例如皮质激素性青光眼、色素播散综合征等)有较好的疗效。但是,对于晚期原发性开角型青光眼患者,其病变部位可能已经从小梁网后移到了集液管或房水静脉;或者一些以小梁网后阻力为主的继发性开角型青光眼(例如上巩膜静脉压升高所致青光眼),使用此类手术的效果可能就不佳。

3. 目前国内 MIGS 的开展情况

科技的进步打破了传统的时空观念,使人们与整个世界的联系更为紧密,青光眼的诊疗方面也不例外。目前多种 MIGS 手术已经或即将在我国临床得到应用。其中小梁消融术、双刃小梁切开(KDB)、前房角镜辅助小梁切开(GATT)、内路 Schlemm 管成形术(ABiC)等手术已经在我国很多大型眼科中心得到应用,并取得了很好的疗效。另外,"经结膜下"作用的 XEN 和 InnFocus 微支架也将很快进入我国临床应用。相信在不久的将来更多种类的 MIGS 手术将在我国开展起来,使广大青光眼患者从中获益。

4. 与传统手术相比,MIGS 手术的局限性

上面简要介绍了 MIGS 手术,由于其创伤小、恢复快、不影响后续治疗等特性,一直受到临床医生以及患者的关注。那么与传统术式相比，MIGS 手术都有什么局限呢?

(1)MIGS 手术尚无法取代传统青光眼手术。前文已经提到，MIGS 手术的降眼压幅度普遍不如传统的小梁切除或房水引流器植入。一般认为 MIGS 手术可以将眼压降低到 15 mmHg 左右。如果患者已经处于青光眼病程的晚期,需要的目标眼压在 11~12 mmHg 或更低的水平,单独通过 MIGS 手术恐怕很难达到治疗目的。此时传统的滤过性手术可能是唯一的选择。目前学术界对于 MIGS 手术的定位并非取代传统手术,而是利用其微创、恢复快、不影响后续滤过性手术等特点,帮助早期、中期青光眼患者减少或停止使用抗青光眼药物,在有效控制病变进展的前提下,提高患者生活质量。

(2)MIGS 手术多需要植入或使用一些特殊器械。多数 MIGS 手术需要在眼内植入特定的房水引流装置,如 iStent、Hydrus 等;或者需要在术中用到一些特殊的手术器械,如 KDB 双刃小梁切开、iTrack 激光微导管等。相对于传统青光眼手术,这些植入装置或手术器械的价格还是比较高的。因此,临床医生在选择 MIGS 手术治疗时,需要全面平衡患者的青光眼类型、病程、经济状况等多种因素。

(3)亟待开发适合我国青光眼患病特征的 MIGS 手术。通过上面对 MIGS 手术的介绍,大家可以发现目前的 MIGS 手术绝大多数都仅适合于开角型青光眼。这些手术大多是由欧美国家开发,可能的原因之一,是在西方国家中开角型青光眼占其青光眼患病人群的大多数。可是,我国人群的青光眼疾病谱与西方国家有很大差异,全世界接近一半的原发性闭角型青光眼患者在我国。因此,如何开发适应于我国国情和疾病特点的 MIGS 手术是摆在我国广大眼科医生和科研工作者面前的一个挑战。希望能够在不久的将来看到我们自己开发的、适合我国国情的 MIGS 手术。

综上所述，MIGS 是近年来进入临床的一类新的青光眼治疗手段。其特点是微创、术后恢复快、对患者生活质量影响小并且不影响今后的滤过性青光眼手术。但其也存在一些问题,如降眼压幅度小于传统青光眼手术、手术耗材比较昂贵、大多手术仅适用于开角型青光眼等。对于任何新的医疗技术,我们都应采取积极而审慎的态度去面对。

(三)青光眼手术后的随访注意事项

目前青光眼手术的 1 年失败率为 10%左右，3 年失败率为 15%左右，5~10 年失败率为 20%,因眼压高、视功能损害需再次行抗青光眼手术者有 10%~25%。因此,青光眼术后的长期观察非常重要,有利于早期发现术后眼压失控及其他并发症,及时采取措施,更好地保护残存的视功能。

1. 关于随访时间

如手术过程顺利，术后早期无并发症发生者，一般术后密切观察一周。以后可1~2周观察一次。3个月后眼压正常者可每月观察1次。有医疗条件者，应终身坚持每月复查1次。无医疗条件者，在眼压和视功能一直保持稳定时至少每年复查一次。

2. 关于随访项目

（1）眼压。最佳观察指标是24小时眼压曲线。一般认为眼压低于15 mmHg为相对安全水平。如为晚期患者，眼压控制在12 mmHg以下可能更为理想。

（2）视功能。术后3个月至半年复查视力和视野。有改变者，说明该眼压水平为非安全水平，部分患者可能需要增加药物或再次手术治疗。

（3）视神经。用同一仪器观察视神经的病理性凹陷及视网膜神经纤维层改变情况，如出现缺损加重，需采取进一步治疗。

（4）用药情况，每次复查应详细了解其用药情况，包括就诊当天的用药情况。

（四）青光眼手术的术前、术中、术后注意事项

青光眼手术方式较为成熟，多数手术安全、效果好，但极少数患者可能出现麻醉及心脑血管意外、感染、爆发性脉络膜出血、恶性青光眼等风险。少部分患者可能出现滤过过强或欠佳及浅前房等并发症。一旦出现上述并发症，患者应保持良好心态，积极配合治疗，绝大多数并发症是可以治愈的。

1. 青光眼手术之前注意事项

（1）消除心理上的紧张情绪。青光眼手术是眼科常见的手术，一般没有严重的并发症发生，手术时间短、痛苦少，手术后也没有什么特别的感觉。

（2）食宿要规律。

（3）高血压、糖尿病及呼吸道疾病等患者，如果眼压能控制，尽量在病情稳定后再施行手术。

（4）手术前一天或当天请清洗头发，不可用任何眼部化妆品。

2. 青光眼手术中注意事项

（1）手术中避免咳嗽，因咳嗽会增加眼压，不利于手术进行。

（2）术中请勿移动头部或聊天，否则影响手术者操作。如有疼痛、胸闷等不适感觉应告知手术者。

3. 青光眼手术后注意事项

（1）手术当天一般不会有疼痛等反应，部分患者有轻微的眼磨、眼红，都是正常的，如有眼胀疼甚至头痛、恶心等症状，应及时咨询医生。

（2）手术当天请勿自己打开包扎，并尽量安静休息。

（3）注意用眼卫生，切勿揉眼，术后轻活动，减少低头弯腰，勿咳嗽并保持大便通畅。

(4)忌辛辣食物,勿抽烟、喝酒。

(5)洗脸、洗澡动作轻柔,勿使水流入眼内。

(6)避免剧烈运动,尤其青光眼术后2个月内要静养。

六、青光眼和白内障并存该如何治疗

青光眼和白内障并存时,应先明确主次关系,也就是说必须明确患者视力下降的主要原因,再选择合适的术式。原则以治疗青光眼为主,白内障为辅。如果患者有白内障和轻度的眼压升高,没有青光眼损害,通常只做白内障手术。如果青光眼是首要问题,晶状体只是轻度混浊,只做小梁切除术。如果最终两种手术都要做,有时考虑做联合手术。青光眼的视功能损害是不可逆的,所以手术必须在视功能损害前进行,而白内障手术在任何时候都能成功,甚至在青光眼手术后。因此,首要的任务是避免青光眼性进行性损伤。

第四节　黄斑疾病的治疗

一、黄斑疾病治疗的“三大利器”

黄斑疾病多由先天发育异常或后天病损引起,临床上后者占绝大多数。一般来说,黄斑疾病多见于老年人,但目前黄斑疾病有低龄化和高发病率的趋势。由于检查技术的日益精准,以往无法解释的视力问题越来越多地被发现是由于黄斑部的细微病变造成的。常见的黄斑疾病包括年龄相关性黄斑变性、特发性息肉状脉络膜血管病变、玻璃体黄斑牵拉综合征、黄斑前膜、黄斑裂孔、高度近视黄斑病变和中心性浆液性脉络膜视网膜病变等。

(一)黄斑疾病的症状

(1)中心视力减退。黄斑部超精细的正常结构是敏锐视觉的基础。这个部位任何一点的细微变化都会引起视力的严重减退。绝大多数的黄斑疾病患者首诊原因就是感觉视力急性或慢性下降。

(2)视物变形、视物变小或变大。有一部分患者是因为看东西变形,在家里发现门框或窗框变得歪歪扭扭,或因为两只眼看东西大小不一样而来院就诊。这是因为黄斑部感光细胞分布的密度和规律都有一定的模式,一旦发生出血或水肿,就会影响病变区域内细胞的分布密度和走行格局,视觉上的表现就是视物变形、视物变小或变大。

(3)视野中央黑影遮挡。黄斑部有新鲜出血时,患者多会抱怨眼前正中央有黑影遮挡,且不随眼睛的转动而转动。

（4）视物发暗。还有一些细心敏感的患者会发现一只眼睛看东西时比另一只眼暗，有时候这是一些年轻患者的第一就诊主诉。

（二）黄斑疾病治疗的“三大利器”

由于黄斑部特殊的解剖位置和极其复杂重要的视觉功能，黄斑病变的治疗非常棘手。传统的药物治疗和激光治疗收效其微。近年来出现的微创玻璃体手术、抗VEGF药物球内注射和光动力疗法（PDT）均是针对黄斑病变的治疗新手段，在实际临床应用中已经取得了意料之中的满意效果，给患者带来了不同程度的视力改善。

1. 微创玻璃体手术

传统的玻璃体手术已有40多年的历史，操作复杂、手术创伤大、手术效果不确定。就像白内障手术的发展一样，眼科医生不断改进手术方法，追求更安全有效、更微创的术式。现代玻璃体手术多采用25G或27G微创切口，通过3个直径0.5~0.72 mm的小针孔，技术精湛的医生在30分钟左右即可完成黄斑手术。术后3个小切口无须缝合，术眼舒适度高，几乎看不出手术遗留的瘢痕。微创玻璃体手术主要针对黄斑裂孔、黄斑前膜两种黄斑病变进行治疗。

2. 抗VEGF药物球内注射

目前，抗VEGF的主要治疗适应证有湿性黄斑变性、息肉样脉络膜血管病变、高度近视黄斑脉络膜新生血管病变、视网膜静脉阻塞并发黄斑水肿、糖尿病视网膜病变合并黄斑水肿、新生血管性青光眼、早产儿视网膜病变、玻璃体视网膜手术前辅助用药。

抗VEGF药物属于注射用药物，给药方式是眼球内注射（玻璃体腔内注射）简单易行，患者无痛苦，并且根据病情的需要，可以重复注射。术前、术后常规点抗生素眼药水数天，定期门诊随访复诊即可。有研究表明，在原来势必要失明的患者中，有1/3的患者视力可以提高，有1/3的患者视力稳定，也有1/3的患者无效。

3. 光动力疗法

光动力疗法是在光敏剂的引导下，通过一种特殊的非热能激光照射，破坏黄斑部异常的新生血管，从而减少黄斑区病变组织的出血、水肿和渗出，稳定患者视力，提高患者生活质量，是一种目前国内外公认的治疗黄斑脉络膜新生血管（CNV）的安全、有效、微创的新技术。该疗法主要用于治疗湿性黄斑变性、病理性近视合并黄斑病变、中心性渗出性视网膜病变、中心性浆液性视网膜脉络膜病变等黄斑部新生血管疾病。对于某些对抗VEGF药物治疗反应迟缓或者耐受的CNV患者，可联合或者更改为光动力治疗，往往会取得一些令人满意的治疗效果。

综上，一旦您或者您的亲戚朋友出现视力下降或视物变形等症状，切不可误以为是白内障，拖延不就诊。黄斑疾病拖延得越久，对视网膜细胞的不可逆损伤越大，术后功能的恢复越有限。所以，请务必及时到眼科诊治，明确病因，早发现、早治疗。微创玻璃体手术、抗 VEGF 物和 PDT 这“三大利器”会为黄斑疾病患者的视力预后提供安全有效的保障。

二、黄斑裂孔的治疗

一旦患有黄斑裂孔，随着疾病的进展，视力会明显减退，眼前中央出现黑影，视物会变形（在看门框或窗户等直线物体时线条呈扭曲状），并伴有色觉减退等。如有这些症状，就要及时就医了。医生通过检眼镜和 OCT 检查可以确诊是否患有黄斑裂孔。尤其是 OCT 检查，黄斑裂孔的大小和患病程度一目了然。

如果真的确诊了黄斑裂孔，那该如何治疗呢？

目前通过微创眼底手术，可以安全、有效地封闭绝大多数黄斑裂孔，同时达到提高视力的效果。当然，术后视力情况取决于患者病程长短、黄斑裂孔大小等。因此，黄斑裂孔患者要尽早接受手术治疗，以达到满意的治效果。

目前，微创玻璃体手术是采用 25G 或 27G，通过 3 个直径不到 1 mm 的孔进行，一般 30 分钟即可完成手术。手术采用局部麻醉，术中无痛感。手术方法主要为玻璃体切术，切除黄斑区粘连的玻璃体，解除玻璃体与黄斑的牵拉，同时撕除裂孔周围的视网膜内界膜，封闭裂孔。手术中有可能在玻璃体腔内填充气体，通过气泡的顶压作用促进裂孔愈合。极少数特殊患者，需要填充硅油。如果患者有合并白内障联合超声乳化白内障手术，植入合适的人工晶状体，可以达到术后视力更令人满意的效果。

如手术中填充了气体，患者一般需要 1~3 天保持俯卧位，极少数患者会出现一过性眼压增高，这时需要暂时对症处理。术后要遵照医嘱、定期复查眼压等。

目前，黄斑裂孔手术进入了微创时代，通过手术治疗，裂孔封闭率达到 90%以上。当然，手术成功率与术后视力恢复情况主要取决于病程长短、裂孔大小和手术医生的手术技巧。

黄斑裂孔手术成功与否的标准是裂孔是否闭合，孔缘应没有翘起和水肿现象。尽管通过临床大量的病例观察，大多数黄斑裂孔患者术后视力都有不同程度的提高，部分患者视力可以恢复到 0.5 以上，少数甚至达到 0.8。

三、黄斑前膜的治疗

黄斑区的结构细微、精细，其表面还有玻璃体后皮质和视网膜内界膜。有时在后皮质和内界膜之间，会增殖产生一种特殊的病理性膜结构，叫作黄斑前膜。这层膜结构，与内界膜紧密相连，同时也和玻璃体的后皮质紧密相连。膜的增生，加上玻璃体的牵拉，使得黄斑被牵拉起来，于是产生视物的变形，视力下降。

一旦产生了上述症状，就需要及时通过玻璃体手术剥除增殖膜，阻止视力的恶化。该手术时间短、并发症少，大多数患者视力保持稳定，部分患者视力逐步提高。

四、“中浆病”的治疗

小张是一名公司中层干部，最近工作压力大，经常加班熬夜，感觉左眼视物模糊，中央发暗，看到的东西都变小了。来医院就诊，医生诊断为“中浆病”。

（一）什么是“中浆病”

“中浆病”全称为中心性浆液性脉络膜视网膜病变，该定义很好地诠释了疾病的区域、病变的解剖位置和渗出的性质。专业的解释是：脉络膜的高通透性致脉络膜的静水压过高，进而破坏了视网膜色素上皮层屏障，液体渗漏到视网膜神经上皮下。其实我们也可以把“中浆病”理解为眼睛里的血管“漏水”了。

（二）为什么会患“中浆病”

“中浆病”重男轻女，男女比例为（5~10）：1，患者大多数为年轻男性，发生年龄在 25~45 岁，相关的危险因素比较多，例如高血压、A 型性格、阻塞性呼吸睡眠暂停、胃食管反流症、体内激素变化等。除此之外，经常熬夜、精神高度紧张、压力大、长期使用激素、吸烟也是该病的诱因。

（三）“中浆病”如何治疗

以前诊断“中浆病”要依靠有创伤的造影检查，目前有多种无创手段，如 OCT、OCTA、多光谱等。在治疗上，诊断明确的“初次发病”，对工作生活影响不大的也可以暂时观察，而复发性“中浆”则建议及时治疗。治疗方法一般包括光动力疗法、激光等。

五、年龄相关性黄斑变性的治疗

（一）年龄相关性黄斑变性的临床表现

年龄相关性黄斑变性发病早期无特殊症状，不易察觉。随着年龄的增长，一些中老年人出现了视物模糊、视野中心区黑点或斑块、视物变色、视物变形等症状，进而导致阅读障碍、驾车困难和无法看清他人面容等情况，甚至会造成日常生活能力的严重下降。这些症状都可能预示着年龄相关性黄斑变性的发生，尤其是视物变形这一症状更具有特征性。

年龄相关性黄斑变性可双眼先后发病，也可同时发病，病情可双眼对称，也可轻重不一。发病表现为中心视力呈进行性损害，视力可逐渐下降，也可骤降，最终结果为致盲。

目前有多种年龄相关性黄斑变性的分类方法，根据临床表现和病理的不同，通常将年龄相关性黄斑变性分为干性型（或非渗出型，或萎缩型）和湿性型（或渗出型）。干性年龄相关性黄斑变性以黄斑区地图样萎缩为特征，晚期可与湿性年龄相关性黄斑变性并存。湿性年龄相关性黄斑变性以黄斑区脉络膜新生血管、视网膜色素上皮脱离、黄斑区水肿和出血为主要特征。

(二)干性年龄相关性黄斑变性及其治疗

1. 干性年龄相关性黄斑变性

现认为干性年龄相关性黄斑变性是环境和遗传因素共同作用引起的眼底病变。干性老年性黄斑变性约占年龄相关性黄斑变性的90%,确切病因尚不明确,研究认为与年龄、吸烟、慢性光损伤、遗传等因素均有一定关系,且女性发病率明显高于男性。其病变特点为:视网膜外层、色素上皮层、Bruch膜、脉络膜毛细血管不同程度的萎缩变性。可见色素上皮下大小不一的黄白色类圆形的玻璃膜疣,有时玻璃膜疣可以融合,色素上皮可以增生和(或)萎缩,导致后极部色素紊乱,视功能不同程度受损。

干性年龄相关性黄斑变性的主要表现有:中心视力进行性下降,阿姆斯勒方格表(10°中心视野检查表)检查有中心或旁中心暗点,也可无症状。一般很少有视物变形或小视症,仅在合并视网膜色素上皮脱离的时候出现上述2种症状,最终会留下永久性中心暗点。其主要体征有:各种黄斑区玻璃膜疣、外层视网膜色素堆积、色素上皮萎缩、视网膜和脉络膜毛细血管融合的萎缩斑,如地图状萎缩、营养不良性钙化,几乎均为双眼发病。

需要注意的是,干性老年黄斑变性有向湿性年龄相关性黄斑变性转变的可能,其主要标志性症状为视物变形。

2. 干性年龄相关性黄斑变性的治疗

目前,干性年龄相关性黄斑变性的确切发病机制尚不明确,所以没有根本性的治疗方法。研究认为,干性年龄相关性黄斑变性与氧化应激、慢性光损伤等有一定关系,多数医师给予患者维生素、叶黄素等药物,减少氧化应激和炎症反应。国内外研究中亦有将睫状神经营养因子、前列腺素E,胚胎干细胞移植、造血干细胞移植等应用到干性年龄相关性黄斑变性的实验研究并取得了一定成果。其中,干细胞治疗干性年龄相关性黄斑变性的安全性和有效性已经有了一些临床试验的数据支持,但临床转化应用的方案仍需多中心、大样本的研究。

(三)湿性年龄相关性黄斑变性及其治疗

1. 湿性年龄相关性黄斑变性

虽然在年龄相关性黄斑变性中干性型占90%,但90%的严重视力障碍是湿性年龄相关性黄斑变性导致的。湿性年龄相关性黄斑变性的病变特点为:不仅有视网膜色素上皮细胞的退行性病变,还有脉络膜新生血管进入视网膜色素上皮下,引起渗出、出血、斑痕形成。

湿性年龄相关性黄斑变性的主要表现有:视力急剧或缓慢丧失、中心或旁中心视野有出血暗点、中心视野视物变形、闪光幻觉。其主要体征为:玻璃膜疣、视网膜下液或视网膜色素上皮脱离;有脉络膜新生血管,伴视网膜下、视网膜内、视网膜前出血、视网膜渗出;视网膜色素上皮脱失;视网膜下纤维化、盘状斑痕、视网膜血管瘤样增殖;玻璃体积血等。

2. 湿性年龄相关性黄斑变性的治疗

对于湿性年龄相关性黄斑变性有多种治疗方法,目前抗血管内皮生长因子药物的应用是主要方法。除此之外,还有光动力疗法、激光光凝、经瞳孔温热疗法(TTT)等。

(1)抗血管内皮生长因子药物。抗血管内皮生长因子药物的应用被认为是新生血管性黄斑变性的标准治疗方法,这种治疗是基于对脉络膜新生血管发病机制的认识。新生血管的发生和发展受到多种因素和因子的调控,血管内皮生长因子是作用最强的促血管生长因子,诱导新生血管形成。目前抗血管内皮生长因子的主要代表药物有雷珠单抗、贝伐单抗、阿柏西普和康柏西普。

(2)光动力疗法(PDT)。该治疗方法是将一种特异的光敏感剂注射到患者的血液中,当药物循环到视网膜时,用一种特殊的非热激光照射视网膜病变区以激发光敏剂,从而破坏异常脉络膜新生血管,而对正常的视网膜组织几乎没有损伤。因此,光动力疗法是治疗黄斑中心凹下脉络膜新生血管较为理想的方法。光动力治疗后脉络膜新生血管仍会复发,很有可能光动力疗法只是破坏了已经产生的新生血管,而并不能去除引起新生血管生长的因素。因此,治疗一段时间后新生血管有可能会继续形成。一般光动力疗法治疗后每隔 3 个月要进行一次复查,如果复查时进行荧光血管造影又发现了渗漏,应该重复进行光动力治疗,仍可取得较好的效果。从疗效上看,它主要是稳定病情,并不一定能够显著提高视力。无论是临床还是实验研究表明,PDT 治疗后导致照射区域相对缺氧,从而诱导 VEGF 的高表达导致 CNV 的复发。同时, PDT 还会导致治疗部位继发性炎症因子的释放,导致炎症反应的发生。另外,反复光动力治疗,对视网膜色素上皮的影响以及瘢痕化问题也值得关注。

(3)激光光凝治疗。这是最早用于治疗年龄相关性黄斑变性的方法,但目前已很少应用。激光光凝治疗只适用于脉络膜新生血管位于距离视网膜黄斑中心凹 200 μm 以外者,或界限清晰的小病变。该治疗方法在一部分患者中疗效较好,但不能防止复发,因此激光光凝治疗后仍需密切随访观察。

(4)经瞳孔温热疗法(TTT)。该治疗方法是利用红外光以微弱的能量照射黄斑病变区,使病变局部轻微升温,从而达到使异常新生血管萎缩的目的。

(5)手术治疗。自 20 世纪 90 年代开展玻璃体手术以来,已经可以成功地经由玻璃体手术取出视网膜下的新生血管膜,但因视网膜色素上皮细胞及视网膜光感受器细胞的损害无法改变,很多患者手术后的视功能仍然不能得到改善。有术者在切除新生血管的同时,联合进行同种异体视网膜色素上皮细胞移植、视网膜光感受器细胞移植,均可成活,但同种异体移植存在排斥反应,并且术后视力仍可能无法提高。

还有黄斑转位术，该手术风险大，疗效不确切。也有研究认为，视网膜脉络膜移植术有一定疗效。

总之，湿性年龄相关性黄斑变性的治疗目前已经有了很多突破，只要应用得当，效果是可以预期的。但是任何治疗方法均难以大幅度地恢复已经丧失的视功能。因此，提倡早期发现、早期确诊，正确及时地采用科学且先进的方法进行治疗。要取得良好的疗效以及社会经济层面的效益，必须对湿性年龄相关性黄斑变性和各种治疗方法以及其疗效和安全性有一个正确而全面的了解，然后进行个体化治疗，这样才能取得最满意的效果。

（四）应用于湿性年龄相关性黄斑变性的抗血管内皮生长因子药物

目前湿性年龄相关性黄斑变性的治疗主要药物为贝伐单抗、雷珠单抗、阿柏西普和康柏西普。

（1）贝伐单抗是重组人血管内皮生长因子单克隆抗体，是2004年由美国食品药品监督管理局（FDA）批准上市的首个抑制肿瘤血管新生的药物，因其对眼部新生血管性疾病有潜在的治疗作用而用于湿性年龄相关性黄斑变性。

（2）雷珠单抗是贝伐单抗的Fab片段，特异性地结合并拮抗所有VEGFA亚型，亲和力较贝伐单抗更高，是首个能改善湿性年龄相关性黄斑变性的药物，2012年在中国上市。大样本前瞻性随机对照临床试验证明，雷珠单抗和贝伐单抗有效性相当，但贝伐单抗全身发症可能性略大于雷珠单抗。

（3）阿柏西普是一种重组血管内皮生长因子受体融合蛋白，于2011年在美国上市，2018年在中国上市。有研究表明，部分其他药物治疗不应答者或病灶复发者用阿柏西普能提高视力，减轻黄斑水肿。

（4）康柏西普是一种新型受体融合蛋白，为中国首个自主研发的抗血管内皮生长因子药物，于2013年获得SFDA批准用于临床。研究显示，康柏西普能有效抑制新生血管。

第五节　其他眼部疾病的治疗

一、视疲劳的治疗

视疲劳，或称眼疲劳，是一种眼科常见病，它所引起的眼干、眼涩、眼酸胀，视物模糊甚至视力下降直接影响着人的工作与生活。眼疲劳主要是由于人们平时全神贯注看电视、电脑或手机等电子产品屏幕时，眼睛眨眼次数减少，造成眼泪分泌相应减少，同时闪烁荧屏强烈刺激眼睛而引起的。眼疲劳还会引发和加重各种眼病。

治疗视疲劳的方法主要有非药物治疗和药物治疗两大类。

（一）非药物治疗

（1）正确的坐姿和用眼距离。科学的坐姿和距离能在很大程度上减少视疲劳的发生。长时间学习或办公时，保持眼睛与电脑或手机屏幕之间的距离在50~70 cm，使眼睛保持平视或者略低于水平位置10~20 cm，眼睛平视或往下看的时候，可以使眼睛暴露在空气中的面积减少，减少水分蒸发眼睛可以得到泪液滋润，适当减轻眼睛干涩和不适感。

（2）避免长时间用眼。避免用眼过度、保证规律作息，可以充分缓解过度用眼带来的不适；每次用眼时间尽量保持在30分钟左右，休息3~5分钟，休息期间可以做一下眼保健操、眺望远方、闭目养神或看绿色植物等，放松眼部肌肉，使眼睛得到放松。

（3）平衡饮食。营养均衡，不挑食，多吃富含维生素、胡萝卜素的蔬菜、水果和动物肝脏等食物，如胡萝卜、菠菜、番茄、西蓝花、葡萄、草莓、桑葚等。

（二）药物治疗

（1）人工泪液类滴眼液。人工泪液的成分就像人体自身分泌的眼泪一样，具有保湿、润滑的作用，适当应用人工泪液，可以有效防止眼睛干涩等症状。此类药物主要有玻璃酸钠滴眼液、维生素A棕榈酸眼用凝胶等，但要严格按照说明书或遵医嘱执行。

（2）改善眼睫状肌功能类滴眼液。如七叶洋地黄双苷滴眼液，主要成分为洋地黄苷和七叶亭苷类血管活性药物，可改善睫状肌血液循环，可有效缓解视疲劳。非单剂量包装的滴眼液大多含有防腐剂，长期使用会对角膜等产生毒性作用。因此，出现视疲劳症状时，建议及时到正规医院就诊，在医师或药师的指导下正确使用滴眼液。

二、眼外伤的治疗

严重眼外伤常常包括复杂眼球穿通伤、眼内异物、眼内大量出血、外伤性视网膜脱离和眼球破裂等。外伤性视网膜脱离常常是这些严重眼外伤患者进行玻璃体视网膜手术的主要原因。

（一）开放性眼外伤处理总原则

（1）开放性眼外伤的一期缝合四要素：解剖对位、回纳组织、水密缝合、恢复眼压。

（2）穿通伤和爆炸伤有眼内异物可能，包括不显像的睫毛。

（3）破碎晶体和前房内异物可一期取出和处理。

（4）术后合理使用激素、阿托品及抗生素。

（二）受伤眼睛的去留问题

（1）仅凭伤口的大小、有无光感，就在一期处理时做出摘除眼球的决定是过时的理念。

(2)即使在术前无光感的伤眼中,经探查性眼内修复手术,20%左右的患者可以出现光感以上视力。

(3)目前来看,暂时性留置性硅油充填保留眼球可行,但长期眼压不能维持。

(4)未受伤眼也有极低比例发生交感性眼炎,90%以上发生在一年内,所以术后一年内定期复诊尤为重要。

(三)硅油依赖眼

玻璃体切割手术后需要硅油进行内部填充顶压视网膜,但是部分患者因为硅油填充力量不足,或视网膜复位不良,导致无法正常取出硅油。因为一旦硅油取出,视网膜就会再次脱离,从而形成硅油依赖。但是硅油长期存留眼内会与睫状体分泌的房水进行反应造成乳化。另外,硅油会进入睫状体,进一步破坏睫状体的功能。长此以往,一旦硅油发生乳化就需要再次手术置换硅油,长期的硅油填充与频繁的手术次数都会使眼球的功能进一步损伤,最后使角膜变白、眼球萎缩,只能进行眼球摘除手术。但是随着医疗技术的发展,硅油依赖眼出现了新的治疗方式,可通过植入折叠式人工玻璃体球囊保住眼球,防止摘眼。

(四)FCVB的应用

折叠式人工玻璃体球囊(Foldable Capsular Vitreous Body,简称FCVB)是首个模拟人自然玻璃体的国际创新产品,是我国独立研制的创新产品,采用进口高分子材料,由球囊、引流管和引流阀组成。FCVB是模拟人自然玻璃体腔形状设计的一个类似于和眼球里面玻璃体形状非常吻合的"袋子"。手术时先将它通过微创切口植入眼内,再通过引流阀将硅油注射到"袋子"里去,以实现长期稳定地顶压视网膜,恢复自然玻璃体对眼球形态的维持和支撑功能,同时避免了填充介质(硅油)与眼内组织结构的直接接触而带来的不良反应。通过隔绝硅油侵入睫状体,可以缓慢恢复睫状体功能,治疗由硅油依赖眼引起的硅油乳化和低眼压。FCVB植入后能保留足够的后房空间,不影响睫状体功能。该产品可长期填充在眼内,避免患者眼球摘除和植入义眼座。FCVB为严重眼外伤和硅油依赖眼最大限度地保住了眼球,能有效保护眼球残留结构与功能,避免摘眼,为未来眼科新技术提供机会。FCVB进入临床10余年,已经服务全球患者1 500多名。

(五)眼球摘除术后,安装义眼的时间

根据眼窝恢复的情况来看,术后2~3周左右就可以安装义眼片(义眼片是需要定做的)。但年老体弱愈合能力欠佳者,或不合作的患儿,或术后需要进行局部放疗者,应酌情延长到2个月左右。如伤口已愈,但结膜水肿未完全消退,则可先装上稍小的义眼片,等水肿完全消退后,再更换大小合适的义眼。眶内或巩膜内植入义眼台者,在术后7~10天左右,可先试装义眼片,不适应者也可酌情延长时间。另外,有些眼外伤后,如战伤、烧伤等眼球摘除后发生眼窝畸形(眼窝过浅或过深)或眼睑外翻,义眼装不进去，这样的患者应该再到医院行眼窝或眼睑整形，然后再安装义眼。

（六）义眼片如何保养

（1）义眼片应每日取下清洗。清洗时先用流动水洗净表面附着物，再用抗生素眼液或眼膏涂擦表面，经润滑后再放入眼窝。义眼片一般白天戴用，夜晚取下洗净后放入水中，最好使用塑料容器以免磨毛和碰伤。

（2）定期消毒。义眼片应每周用肥皂彻底清洗表面附着物，并使用碘附浸泡消毒，注意表面保护。清洗、消毒或进行其他处理时，均应使用软物接触义眼片表面，以免磨毛影响光泽度和产生摩擦感。不要使用对义眼片有腐蚀作用的消毒液。

（3）定期更换。由于义眼片每天使用，定期清洗和消毒，以及材料的老化，不可避免地出现光泽度下降、色度改变和磨毛等变化。根据其使用和保护条件，一般1~5年更换一次，如果外力作用造成表面缺损，应立即更换，以免损伤结膜囊。

三、斜视的治疗

首先验光，根据验光结果佩戴适当的眼镜，矫正屈光不正（远视、近视或散光）。如果有弱视，应先治疗弱视，待视力达到正常或双眼视力相差不大后，可手术矫正斜视。

斜视的治疗一般以手术治疗为主，非手术治疗为辅，合适的屈光矫正也可以改善斜视。临床上斜视矫正手术的目的是改善外观，恢复双眼视觉，消除复视与代偿头位等。面对有明显社会心理障碍的斜视手术患者，单纯的手术矫正已经不能提高其生存质量。医务工作者要注重了解病人的心理状况和心理活动对治疗和康复过程的影响。

（一）斜视手术的疑问与解答

（1）斜视什么时候手术好？

由于双眼视、立体视是人类至关重要的视功能，关系到孩子的生活质量和成年后工作的选择。尽早矫正斜视可促进双眼视、立体视的发育，如果拖延太晚，孩子将终身成为立体盲。

（2）斜视需要多次手术吗？

有的孩子不但有内斜视，同时有上斜视或其它斜视，或者斜视度太大，需要在多条肌肉上进行手术。为了保证手术的安全，需要分次进行。

（3）斜视手术后的风险和后遗症？

斜视矫正手术目前是一种成熟并相对安全的手术。

手术最常见的问题是矫正不到位。由于斜视要综合考虑病人的斜视类型、斜视度和其他因素等，手术中可能会发生矫正不足或矫正过度的情况，但可以再次手术矫正。

斜视手术在眼球外进行，所以一般不会影响视力，也不会导致视力下降。

一般常见的问题是手术后的复视，但孩子视觉系统可塑性很强，所以复视一般都会消失。如果斜视完全矫正，复视可能促进孩子双眼视的发育。对于成年人，绝大部分人手术后的复视会消失，极个别人不消失也会逐渐适应，不至于影响生活和工作。

总之，比起斜视本身的危害来说，手术的风险和后遗症算不上什么。

（二）术后的视觉功能训练

针对弱视和斜视可采取视觉功能训练法进行矫正，依据患者自身的状态从多方面进行有针对性的眼部训练。此训练法是通过有序的训练模式来调整眼部位置，提升眼部运动，规范指导患者在轻松状态下进行多项运动，借助多种运动训练项目来重建患者的视觉功能。双眼视觉训练可以有效帮助共同性斜视患儿术后建立立体视。对于斜视患儿术后应给予常规视觉训练，以改善患儿视功能，提高患儿的生活质量。

手术后视觉训练非常重要，是恢复斜视导致的双眼异常、治愈间歇性外斜视、避免复发的重要步骤。

（1）注视异常和弱视，可以采用单眼遮盖、反转遮盖、红闪灯、光刷、后像治疗和转中心注视后进行弱视训练。

（2）三级视功能异常，则可以增强融合功能，提高三级视功能。

（3）有异常视网膜对应情况，需要消除异常对应。

（4）有视觉抑制现象，应进行脱抑制处理。

总之，斜视是除屈光不正之外，孩子最常见的眼科疾病之一。其发病率约为 3%，好发于婴幼儿，先天性斜视发病于 1 岁内，后天性斜视往往发生于 2~5 岁之间。患有斜视虽然不痛不痒，身体无不适，但斜视的危害不容小觑。所以斜视的早期防治尤为重要。

四、翼状胬肉的治疗

（一）翼状胬肉是什么

翼状胬肉是一种眼表疾病，表现为睑裂部球结膜及结膜下组织发生变性、肥厚、增生，向角膜内发展，呈三角形，它的形状很像昆虫的翅膀，故名。该病多见于户外劳动者，以渔民、农民发病最多，可能与风尘、日光、烟雾等长期的慢性刺激有关。大量临床观察认为，患有翼状胬肉的患者多伴有干眼，可见泪液的质量可能与翼状胬肉的发生、发展有关。

（二）翼状胬肉的临床表现

该病多发生于鼻侧，颞侧者少见。早期病变局限于结膜，一旦突破角膜缘则逐渐向角膜中央生长。胬肉无明显充血、组织肥厚不明显者，可长期稳定或发展相对缓慢，此时病变处于静止期，因此有些胬肉患者病程长达十几年。如胬肉头部隆起，其前方角膜呈灰白色浸润，充血肥厚明显，则胬肉会不断向角膜中央推进，发展快，此时病变处于进行期。翼状胬肉患者多无自觉症状，但外观不好看。当胬肉向角膜中央进展时，可引起散光，若遮盖瞳孔，则将严重影响视力。肥厚挛缩的胬肉可限制眼球运动，甚至出现复视，炎症明显时可有畏光、流泪、异物感等表现。

（三）翼状胬肉的危害

（1）引起角膜散光，且戴眼镜难以矫正，导致视力下降。

（2）严重的翼状胬肉会遮挡瞳孔，导致视力严重下降，甚至失明。

（3）影响美观。

（4）炎症反复发作，引起异物感、瘙痒、眼干等。

（四）翼状胬肉的治疗

1. 保守治疗

翼状胬肉长入角膜内不明显，且长期稳定而且发展相对缓慢，患者本人无改善外观要求、无症状者可不必治疗。但当有炎症刺激时，应点消炎眼药水，特别是带激素的眼药水疗效较好。

2. 手术治疗

翼状胬肉已明显长入角膜内，甚至引起角膜散光、遮盖瞳孔、严重影响视力，应采取手术治疗。翼状胬肉充血较明显时，为防止复发，术前一般先采用药物治疗控制充血。术后严格遵照医嘱用药，按时复查，以防止复发。手术切除胬肉不仅可以减少散光，而且可以通过提高泪膜功能而改善视力。

手术的方式有多种。

（1）暴露巩膜的单纯翼状胬肉切除术。

（2）翼状胬肉切除+带自体角膜缘干细胞的球结膜移植术。此术式复发率较低。有研究表明，角膜缘干细胞的缺乏可能是翼状胬肉的发病原因之一，故与其他几类手术方式相比，翼状胬肉切除+带自体角膜缘干细胞的球结膜移植术移植了患者自身角膜缘干细胞，有效地抑制了翼状胬肉的复发，相比较其他术式而言，复发率低。

（3）翼状胬肉切除+羊膜移植术。适用于角膜缘干细胞功能障碍的患者。手术目的是去除翼状胬肉又不引起复发，故应在显微镜下彻底切除翼状胬肉组织，角膜创面要光滑、干净，再配合术后点药疗效更好。

（五）翼状胬肉术后复发

翼状胬肉经过手术切除后，复发率在2%~20%不等，与患眼局部的特殊微环境、手术方式及手术操作均有关系。为减少术后复发，患者在术后需要遵医嘱用药。同时，在恢复阶段，患者应忌食辣椒、大葱等刺激性食物，并应忌烟酒，防止伤口愈合延迟或不良愈合。

五、飞蚊症的激光治疗

在50岁以上的人群中有一半以上会出现飞蚊症，且该比例会随年龄的增大而进一步增加。对于大部分症状不严重的患者而言，飞蚊症并不影响生活，只是在蓝天下或面对白色墙壁时症状会比较明显，并不需要冒着风险去做手术治疗。但对于症状严重的患者，需要通过飞蚊症玻璃体切割术（Floaters Only Vitrectomy，FOV）或飞蚊症激光治疗来帮他们从“蚊”影重重的困境中解救出来。

激光治疗飞蚊症，每个人都可以做吗？当然不是。

如果把眼睛比喻为高级照相机，位于前端的角膜和晶状体分别是定焦镜头和变焦镜头，视网膜是感光底片，那么填充在“镜头”和“底片”间的透明胶冻状物质就是玻璃体。与普通相机中镜头和底片之间空无一物的结构相比，玻璃体则能够对周围的眼球结构起到缓冲、支持和营养供给的作用，在晶状体和视网膜的胚胎发育和生理功能维持中发挥重要作用，是“造物主的杰出作品”。

飞蚊症正是玻璃体退化所致。随着时光的流逝，玻璃体的组成会发生变化，其中细丝状蛋白聚集成束，捆绑在一起，产生了生理性玻璃体混浊。这些混浊物在视网膜前漂浮，当光线照射到这些漂浮物上形成散射，在视网膜投下漂动的阴影时，就会让人产生眼前有阴影飞过的错觉感，这就是飞蚊症。

激光治疗飞蚊症不会产生切口，安全性高，且可根据患者自身情况多次实施。正因如此，激光治疗法逐步得到推广，而且激光治疗的安全性也有保障。在全球范围内仅有术后产生视网膜裂孔、视网膜脱离、白内障发展、眼压升高和眼内炎症反应等“零星报道”，术后并发症并不多见。

不过，并非人人都能接受激光治疗，距离晶状体或视网膜太近的玻璃体混浊，或本身有视网膜变性的患者，均不适合接受激光治疗飞蚊症。在激光治疗飞蚊症前，需要通过充分的散瞳检查来观察玻璃体混浊物在玻璃体内的位置。若混浊物过分靠近视网膜，则容易造成视网膜水肿、裂孔和脱离：若混浊物过分靠近晶状体，则容易造成晶状体后囊破裂，甚至发展成白内障。同时，评估视网膜的健康状况也极其重要。有高度近视、复杂内眼手术史和视网膜脱离家族史、视网膜变性疾病的患者，由于自身视网膜较正常人更薄，术后出现视网膜并发症的风险也会相应增高。

六、孔源性视网膜脱离的治疗

早期如果只有视网膜裂孔，还没有出现视网膜脱离，可以通过激光将视网膜裂孔焊在眼球壁上；当裂孔周边视网膜出现脱离，激光不能起效，就必须通过手术将视网膜脱离复位。手术方式包括内路和外路两种。一种是外路，即巩膜外垫压手术。当外部手术复位困难时就需要采用内路手术，即玻璃体切除手术，通过微创进入眼球内将玻璃体切除，把视网膜下的液体排出。当视网膜液体排出后，在视网膜裂孔周围打上激光，将视网膜焊在眼球壁上，还需要通过气体或者硅油顶压将视网膜维持在眼球壁上一段时间，等待炎症反应出现后，视网膜便与眼球壁产生永久的粘连，此时视网膜脱离就得到了治愈。具体采取哪种手术方式，要根据视网膜裂孔的大小、多少、位置、玻璃体增殖的程度、患者的年龄、术者的经验等制定个体化治疗方案。

（一）孔源性视网膜脱离患者另一眼的处理

孔源性视网膜脱离的双眼发病率为10%~15%。一眼发生视网膜脱离后，应对另一眼做常规散瞳检查。如发现有视网膜裂孔，则使用激光或冷凝封闭。但目前有研究表明，有许多视网膜裂孔从不发生视网膜脱离，这就有一个关于预防性治疗视网膜裂孔的适应证问题。

（二）微创玻璃体切割术

自从20世纪70年代早期，美国的麦克赫默（Machemer）博士开始应用经睫状体平坦部的玻璃体切割术以来，玻璃体视网膜手术领域取得了飞速发展。麦克赫默起初使用的是17G（玻切刀头直径1.5 mm）经睫状体平坦部的玻璃体切割多功能仪器，这种仪器需要光纤维袖套，需要做2.3 mm大小的巩膜切口。1974年奥梅里（O'Malley）和海茨（Heitz）设计了较细小的玻切刀头其直径为0.9 mm（20G），这种损伤较小的三通道20G玻璃体切割系统一直沿用至今。

1996年加拿大麦吉尔大学的Chen博士采用了经过巩膜自闭式隧道切口进行的玻璃体切割术，是减少手术损伤和缩短手术时间的一种探索，这种方法能避免插入和拔除巩膜塞，防止眼内灌注液体外流或气体逸出，维持眼压，取出器械后，巩膜切口自行闭合，不需要缝合，结膜切口可以通过烧灼的方法封闭。这种方法被很多学者采用，并进行了改进，但是手术时仍需要做白眼球表层组织的切开，损伤仍较大，操作也比较费时，没有达到真正的微创化。

2001年美国南加利福尼亚大学的藤井（Fuiii）博十和他的同事设计了一种25G（玻切刀头直径为0.5 mm）显微手术系统，即经结膜免缝合的玻璃体切割术系统（25GTVS）和一系列与之配套的手术器械，并于2002年10月在美国《眼科学》杂志首次报道了他们应用该系统取得成功的初步经验。这标志着玻璃体切割手术取得了突破性进展，使玻璃体切割术达到了微创化，微创玻璃体切割术应运而生。

25G显微手术系统和传统的玻璃体切割系统相比，有更高的切割频率和抽吸力。与传统的灌注管不同，25G微导管系统包括3根套管（用套管针穿刺引入）、1根灌注管、1个巩膜塞子、3个管塞。套管是一种聚乙烯亚胺管，长3.6 mm，内外径分别为0.57 mm和0.62 mm，其眼球外部分有一个小圈，可以用镊子抓握来操作套管。25G灌注管是一个长5 mm，内外径分别为0.37 mm和0.56 mm的金属管。灌注管通过套管插入眼球，也不需要缝线固定。25G系统配套的一系列玻璃体视网膜显微手术器械包括玻切头、导光纤维、内眼显微镊、眼内电凝器等，这些器械比传统的玻璃体切割手术用的器械更加精细和复杂，将玻璃体视网膜手术带入微创时代。

25G 经结膜免缝合玻璃体手术系统技术不断发展，跟随其后的 23G、27G 微创玻璃体手术系统技术也开始在临床上应用。2005 年埃卡特（Eckardt）等首次报道了 23G 玻璃体切割术，它弥补了 25G 玻璃体切割术的不足，并有着更好的照明度和流量。2010 年日本学者尾岛（Oshima）正式推出了 27G 玻璃体切割术，它较之前的微创玻璃体手术切口更小、切割速率更高。这 3 种规格的微创玻璃体手术系统将成为玻璃体切割手术的发展方向。

（三）微创玻璃体切割术主要优点

传统的玻璃体切割手术一般都要在白眼球的表层做如戒指大小的（长 40~45 mm）环形切口，缝合固定角膜接触镜固定环，在眼球内层做 3 个长为 1 mm 的穿刺口，才能进入位于眼球中部的玻璃体腔，切割有病变的玻璃体。因为切口都比较大，所以做完玻璃体切割后需要用缝线来缝合，才能封闭切口。微创玻璃体切割术使用套管针直接穿刺球结膜和巩膜进入玻璃体腔，这样很快就能建立起手术所需要的 3 个通道，并在通道上安放临时用的套管，使结膜和巩膜的穿刺口保持在同一条线上，灌注管和手术器械均通过套管进出眼球，这就避免了手术器械反复进出对眼球造成的损伤。因为套管针和手术器械的直径都很小，穿过球结膜和巩膜只需要通过一个很小的孔，套管拔除之后结膜和巩膜的伤口能够自行封闭，所以达到了避免缝合的目的，而且手术后炎症反应轻，恢复快。所有这些改进，既减少了手术所致的创伤，又简化了手术操作，节省了手术时间。微创玻璃体切割术若能结合使用非接触式广角显微手术系统，则使手术操作变得更为简单，手术创伤更小，也能节省手术时间，因为这样做不需要缝合固定角膜接触镜的固定环。由于微创玻璃体切割手术不需要做球结膜的切口，对于需要保护球结膜的患者，如青光眼患者，有其独特的优点。

（四）视网膜脱离手术中有时要采用硅油填充

目前硅油已成为玻璃体视网膜手术中常用的长效填充物，广泛应用于临床。硅油具有良好的透明性，屈光指数与玻璃体相近，对视力影响小；比水轻，性质稳定，可高温消毒，不膨胀；表面张力高，能封闭裂孔，限制视网膜前出血的扩散；眼内填充时间长，作用持久，形成牢固粘连，有利于视网膜复位。硅油还能抑制纤维膜的增生和收缩，维持眼压，保持眼球形状；有较好的组织相容性和耐蚀性，长期在眼内不退化，无毒性作用。

硅油主要用于严重增殖性玻璃体视网膜病变和复杂性视网膜脱离手术中。硅油眼内填充可诱发白内障（6 个月后）、青光眼（硅油进入前房、乳化）、角膜变性（硅油与角膜内皮接触）。所以硅油一般在填充术完成的 3~6 个月后取出。若是硅油依赖，可长期眼内填充，不取出硅油（有并发症除外）。

（五）视网膜脱离术前、术后的注意事项

一旦发生视网膜脱离后，应争取尽早手术治疗。术前卧床休息少活动，控制自己的体位，使裂孔处于头部最低位，避免视网膜脱离范围扩大；每日滴用散瞳药及抗生素眼药水，预防感染。术后多卧床休息（术后前 3 天），保持手术区域清洁，配合医护人员滴用眼药水，玻璃体腔内注入硅油、气体的要保持正确的体位（2~3 周）。术后 3 个月内避免剧烈活动和重体力劳动，6 个月后可以验光配镜，矫正视力。

七、视网膜动脉阻塞的治疗

视网膜动脉阻塞（Retinal Artery Occlusion，RAO），顾名思义，即由视网膜的动脉发生阻塞引起的疾病。它虽然不是常见病，但却是对视力损害极其严重的视网膜血管病。视网膜动脉为终末动脉，供应视网膜内层。它的阻塞可引起相应区域视网膜的急性缺血、缺氧而发生水肿，视细胞迅速死亡，从而导致不同程度的视力骤降，是致盲的眼科急症之一。

视网膜动脉阻塞的发病率为 1~2 人/万人，多发生在老年人，特别是伴有心血管疾病的老年人。多为单眼发病，左右眼均可发生，双眼发病少见。男性比女性发病率稍高。发病急骤，对视力损害严重。

视网膜缺血超过 90 分钟，光感受器细胞的死亡将不可逆转，即使恢复了血供，视力仍然会遭受严重破坏而难以恢复，故视网膜动脉阻塞需作为危急症予以急诊处理，尽可能早期抢救以尽力挽回有用视力。要做到这一点，就需要患者对视网膜动脉阻塞这一疾病有深入了解，充分重视并认识到这一疾病的严重危害性，做到早发现、早诊治。

（一）扩张血管

立即给予球后注射阿托品 1 mg 或妥拉唑啉 12.5~25 mg，舌下含服硝酸甘油片每次 0.3~0.6 mg，每日 2~3 次；或吸入亚硝酸异戊酯，每次 0.2 ml，每隔 1 到 2 小时再吸入一次，连续 2~3 次；静脉滴注葛根素，静脉或肌内注射烟酸，或静脉滴注 4%碳酸氢钠或其他全身应用血管扩张剂。

（二）急降眼压

发病数小时以内就诊者，可通过前房穿刺术迅速降低眼压，将栓子冲向血管远端，减小视网膜受损范围；亦可反复压迫眼球和放松压迫，改善灌注。注射或口服乙酰唑胺以降低眼压，促使血管扩张。

（三）病因治疗

（1）内科治疗高血压、高血脂或糖尿病等全身疾病。

（2）疑有血管炎症者应给予抗炎药物及糖皮质激素。

（3）血栓形成者用尿激酶、胰激肽释放酶静脉滴注。

（4）给予神经营养药物等支持疗法，如维生素 B_1、B_{12}、ATP 能量合剂等。

在采取以上治疗手段的同时，亦可给予吸入 95%氧及 5%二氧化碳混合气体或高压氧舱治疗，改善视网膜缺氧状态。

（5）采取中医中药治疗，活血化瘀。

（四）后期治疗

经急诊处理，视功能有所恢复时，连续内服血管扩张剂，如烟酸（0.1 g，一日 3 次），丹参片（每次 3~5 片，一日 3 次）等。亦可用丹参注射液 40~60 ml，加入低分子右旋糖酐或 5%葡萄糖 500 ml 内，静脉滴注，每日 1 次，15 次为一疗程。

八、视网膜静脉阻塞的治疗

视网膜静脉阻塞（Retinal Vein Obstruction，RVO），顾名思义，即由视网膜的静脉发生阻塞引起的疾病，是临床最常见的视网膜出血性眼底血管病之一，也是较易致盲的眼底病之一，是仅次于糖尿病视网膜病变的第二位最常见的视网膜血管病。

该病大多数发生于 50~60 岁及以上的老年人，年轻人亦有发病，但较为少见。常为单眼发病，亦可双眼先后或同时发病。发病率随年龄增大而增高。比起视网膜动脉阻塞，视网膜静脉阻塞更为常见，其病程冗长，病程中不断发生变化，虽不如视网膜动脉阻塞发病迅猛，但其所致视力损害的严重程度亦不容轻视。

该病治疗比较困难，目前尚无确切有效的药物。治疗该病前要查找全身病因，治疗系统性疾病，眼部重点在预防和治疗并发症，主要以综合治疗为主，如抗血栓治疗、病因治疗和对症治疗等。

（一）抗凝血药

尽管近 20 多年来，某些研究对视网膜静脉阻塞形成机制的“血栓学说”持有异议，但抗凝血药物仍为该病治疗的首选药。

（二）血液稀释疗法

可降低血黏度，改善微循环。

（三）活血化瘀的中药治疗

活血化瘀的中药均有一定的抗血凝、抑制血小板聚集、扩张血管、提高组织缺氧耐受性、降低毛细血管通透性、改善视网膜微循环等作用。

（四）激光光凝

激光光凝能减少毛细血管渗漏，从而减轻水肿，促进渗出吸收，特别是阻止渗漏液进入黄斑部引起囊样水肿。光凝封闭无灌注区，可预防新生血管形成或封闭已形成的新生血管，以减少视网膜出血及玻璃体积血的机会。激光光凝对本病治疗的机理在于光凝破坏了视网膜色素上皮层的屏障功能，在视网膜神经上皮层与脉络膜之间产生交通路径，使病理产物排入脉络膜循环中；激光光凝毁坏了病变区内仍然存活的视网膜组织，从而减少组织缺氧状态，并减轻视网膜血管的病理性反应；光凝直接作用于血管壁，使其渗透性趋向正常。

一般根据眼底荧光血管造影（FFA）结果对视网膜的病变区进行激光光凝，或许可以保留部分残余视力。如视网膜荧光血管造影显示有较大面积的缺血区，应行广泛视网膜光凝术，以防止在视盘、视网膜和虹膜形成新生血管，避免因此继发新生血管性青光眼、增殖性玻璃体视网膜病变而导致全盲。

（五）病因治疗

青年患者中因炎症所致视网膜静脉阻塞者，应用激素可减轻水肿，改善循环。一般采用降血脂、降血压、降低眼压等病因治疗。

（六）对症治疗

已发生玻璃体积血，3个月后仍不吸收或已发生牵拉性视网膜脱离者，应行玻璃体切割术。术中同时行病变区或全视网膜光凝，防治术后复发出血。

（七）抗VEGF药物

近年来，临床上应用玻璃体内注射抗VEGF药物治疗黄斑水肿取得了巨大进展。其疗效确切，水肿迅速消退，视力得到改善，但易复发。根据病情进行个体化定期玻璃体内注射抗VEGF药物治疗，是目前治疗视网膜静脉阻塞黄斑水肿最为有效的方法。

九、糖尿病性视网膜病变的治疗

糖尿病性视网膜病变，简称“糖网”，是由于高血糖“长期侵袭”造成的眼睛视网膜毛细血管循环障碍，如血流滞缓、组织缺氧、毛细血管管壁变性变脆，眼底后极部视网膜上出现微血管瘤、点状或片状出血、棉絮状渗出，造成视力减退等。如果未及时治疗，“糖网”会进一步发展。

（一）糖尿病视网膜病变的眼科治疗手段

根据糖尿病视网膜病变的严重程度，是否合并黄斑水肿，可选择相应的治疗手段，如激光治疗、抗血管内皮生长因子治疗、玻璃体切除手术等。

在什么情况下糖尿病视网膜病变需要激光治疗？

由于尚无有效的药物能完全控制和治疗糖尿病视网膜病变，目前激光仍是最有效的治疗方法之一。

激光光源呈束状、单色性好、方向性好，广泛应用于眼科治疗。治疗眼底病的激光主要是光热效应激光，靶组织在吸收了激光能量后局部升温，使组织蛋白质凝固变性，使视网膜缺血区域需氧高的视觉细胞被瘢痕组织替代，降低了代谢水平，已经出现的新生血管由于得不到足够的氧供而消退。光凝后新生血管因子减少，从而减少新生血管的形成，未光凝的视网膜血流量和黄斑区血供趋于正常，血流动力学方面的异常得到改善。光凝还能使视网膜神经上皮视网膜色素上皮和 Bruh 膜产生粘连，增强色素上皮的液体转运功能，促进视网膜下液吸收，维持黄斑区的功能。激光可以破坏病变的视网膜血管，减少病变血管的渗漏。

医生会根据不同情况选择不同波长、光斑和曝光时间的激光进行治疗。激光治疗可以采用单次治疗和多次治疗。对于较严重的视网膜病变可以用单次足量治疗很快控制病变的发展，如果虹膜有新生血管则需要尽快完成光凝；多次光凝可以降低水肿的发生，浅前房、肾功能不佳或身体虚弱者可选择多次光凝。全视网膜光凝后 4~6 周复诊，医生根据具体情况再决定是否要再光凝。但是激光毕竟是一种通过其损失作用而达到治疗目的的方法，所以并非越早做激光治疗越好，而是应该定期行眼底检查和荧光素眼底血管造影，掌握治疗时机。

（二）抗血管内皮生长因子治疗

血管内皮生长因子（VEGF）是一种炎症细胞趋化因子，能促进血管内皮细胞的分裂和增殖。抗 VEGF 药物不仅可以用于年龄相关性黄斑变性，还能用于糖尿病性黄斑水肿。目前上市的抗血管内皮细胞生长因子药物有雷珠单抗、阿柏西普、康柏西普、贝伐单抗等，这些抗 VEGF 药物的出现，为糖尿病黄斑水肿的治疗提供了更多选择。糖尿病黄斑水肿分为中心累及型和非中心累及型，其中中心累及型黄斑水肿会严重影响患者视力。抗 VEGF 治疗已成为糖尿病黄斑水肿一线治疗方案，有研究表明，抗 VEGF 治疗在改善中心累及型黄斑水肿患者视力方面比单独局灶激光光凝更有效。

可能有人会好奇，抗血管内皮生长因子治疗有风险吗？

抗血管内皮生长因子治疗就是将抗血管内皮生长因子注入玻璃体腔。玻璃体腔注药是一种常见的眼内操作，在无菌条件下进行，注射时先用表面麻醉作用的眼药水滴眼，然后用注射针头将药物直接输送到眼底。

玻璃体腔注药属于局部用药，对全身的影响很小，药物的眼内不良反应也很小。注射本身可能会有出血、医源性白内障、眼内炎、孔源性视网膜脱离等并发症，但发生的可能性很小。

（三）糖尿病视网膜病的手术治疗

当糖尿病视网膜病变发展到严重程度时，如无法吸收的玻璃体积血、致密的视网膜前出血、严重的纤维血管增生、累及黄斑的牵拉性视网膜脱离、合并孔源性和牵拉性视网膜脱离时应考虑玻璃体切割术。

玻璃体手术的目的，首先，是清除积血，切断和分离机化条索，缓解前后方向对视网膜组织的牵拉，使视网膜复位，剥除视网膜表面与视网膜粘连的纤维血管膜，手术同时可进行眼内光凝，对控制视网膜缺血有益；其次，玻璃体积血会阻碍视网膜光凝治疗，清除积血方可眼底清晰地观察到，有利于进行后续的视网膜光凝治疗。

玻璃体手术前在玻璃体腔注射抗 VEGF 药物可以缩短手术时间,降低术中出血量和术后玻璃体积血风险。

玻璃体手术既能处理复杂的眼内疾病,也可能出现并发症,所以手术医生要有良好的显微外科手术技能和经验,以及对复杂情况的应变能力。

(四)眼底激光会有损伤,还能用激光来治疗吗

任何损伤性治疗都有出现并发症的可能,视网膜光凝也不例外。视网膜光凝的并发症主要有:玻璃体积血、牵引性视网膜脱离、视网膜裂孔、脉络膜脱离、脉络膜新生血管膜、虹膜灼伤、视野改变、色觉异常、暗适应改变、诱发闭角型青光眼等,还有可能发生黄斑水肿或使原有黄斑水肿加剧。

医生会根据患者的病情,制定激光治疗方案,并且尽可能避免发生视网膜光凝的并发症。对于"糖网"较为严重的患者,眼底激光治疗能及时、有效地改善眼底血管的缺氧状态,能够在一定程度上控制"糖网"病情的进展,预防玻璃体积血、牵引性视网膜脱离等更严重的病情发生。千万不要因为担心激光会有并发症发生就拒绝激光治疗,那显然是"丢了西瓜,捡了芝麻"。

(五)"糖网"的治疗费

定期筛查随访和及时治疗,都可以将治疗费用保持在可控范围内。更重要的是,保护好视功能是无价的。

"糖网"并不可怕,可怕的是不知道自己患上了"糖网"。更可怕的是,知道自己患上"糖网"后还畏首畏尾,没有及时治疗。定期筛查和及时治疗尤其重要,当被确诊患上"糖网"后一定要遵医嘱尽早接受治疗,不要等到更严重甚至看不见时才想起去治疗,到那时已为时晚矣。

第四章
眼部预防知多少

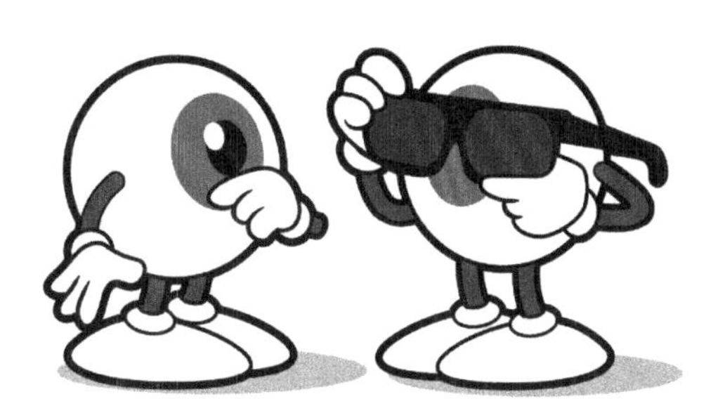

我国古代医学家扁鹊有云:“上医治未病,中医治初病,下医治末病。”最好的治疗是预防。眼部疾病也不例外,预防工作的重要性不言而喻。

首先,对于眼部来说,日常生活中的护理和预防是非常重要的。如注意卫生,尤其在疫情高发期间,勤洗手、戴口罩是必要的。此外,要保持眼部周围的清洁,避免污染眼部,如不揉眼睛、不使用陈旧的化妆品等。此外,还应注意保证充足的睡眠,避免眼睛过度疲劳引发干眼等问题。

其次,一些疾病的预防需要在眼部检查中发现,如糖尿病、青光眼等疾病的预防工作需要进行多次眼部检查。特别是对于久坐、长时间使用电子设备的人来说,更需定期进行眼部检查,以避免近视等问题的发生和恶化。同时,还可以通过眼保健操等方式,预防眼疾,改善视力。

此外,对于某些特殊人群,如长时间接受紫外线照射的人、光化学物品从业人员等,也要采取有针对性的预防措施,例如佩戴抗紫外线眼镜等。

总之,眼部疾病的预防需要全面、多方位来考虑,除了日常生活中的卫生、保健外,还需要定期进行眼部检查,及时发现和预防眼部疾病,避免疾病的恶化和影响视力健康。因此,大家应该有意识地养成好习惯,保护好自己的眼睛健康,更好地应对未来的生活。

眼睛是人体活动最频繁、最为敏感的器官之一,爱护它,请远离以下 11 个坏习惯。

(1)长时间注视手机。长时间手机阅读,会导致视物模糊、眼睛干涩、恶心眩晕等,要保持每阅读 20 分钟让眼睛休息一下的习惯,或放大手机字体来避免用眼过度。

(2)夜间追剧看电视。黑暗中看任何屏幕,包括手机、电子书、电视及电脑等,都对眼睛有害。因为随着屏幕亮度的不断变化,会使眼睛也不断地调节适应,久之容易出现视疲劳、眼痛、干涩、眼红、头痛等情况,甚至会扰乱生物钟。如果睡前小读,记得一定要开灯。

(3)戴隐形眼镜睡觉。长时间佩戴隐形眼镜会增加感染风险,并造成不可逆的损伤。如工作需要,可白天短时间佩戴,但切记不可以晚上佩戴隐形眼镜睡觉。

(4)经常揉眼睛。大力揉眼会损伤眼睑血管,所以要克制揉眼的冲动,当眼部有异物感时,不妨试试冷敷方法。

(5)过度使用眼药水。适时、适量用眼药水滴眼可以暂时缓解干眼,但过度使用会刺激眼睛。美国眼科学会(American Academy of Ophthalmology, AAO)认为,非处方滴眼液除了让眼睛看起来不那么红外,实际上毫无益处,不可长期使用眼药水。

(6)乱投食。一些富含维生素 C、维生素 E、锌及 Ω-3 脂肪酸的食物,如美国眼科学会(AAO)建议的柑橘类、植物油、坚果类、全谷类、绿叶蔬菜和鱼类等,对保持眼睛健康非常重要,同时身体内足够的水分对泪液生成及保持眼睛湿润也很关键。注意不要过多摄入钠，因为高钠会导致脱水。

（7）没有使用安全的护目镜。根据 AAO 数据显示，45%的眼外伤发生在家里，如接触清洁物品、热油、钉子、高温工具而受伤等。所以，虽然戴安全护目镜不那么美观，但在做家务时很有必要。

（8）滥用眼妆。睫毛膏、眼线笔、眼影、眼霜等可伤害眼睛，化妆时尽可能远离眼睑，以免堵塞睑板腺开口而引起感染。同时，眼妆使用不可超过 3 个月，因为细菌易在阴暗潮湿处滋生，如睫毛膏等，过期使用眼部化妆品容易引发感染。

（9）睡眠不足。睡眠不足可导致肥胖、抑郁、免疫功能下降、眼睛损伤（如抽动症、干眼、视物模糊、眼痛等）。应确保每天至少 7 小时的睡眠时间，且睡觉前要放下手机。

（10）不佩戴眼镜或太阳镜。长时间眯着眼睛看，或眼睛长时间暴露在紫外线下容易受到损伤，所以近视患者建议佩戴眼镜。不管是否为近视患者，出门在紫外线下要佩戴太阳镜，尤其是有畏光或光过敏者。戴太阳镜可减轻强光带来的头痛、视物模糊和眼红等不适。

（11）没有定期给眼睛做个“体检”。正常情况下，眼科医生通过看患者的眼睛可发现一些毫无症状但很严重的眼疾病（如青光眼等），通过眼底检查也能看出是否患有其他眼疾病迹象（如糖尿病视网膜病变、白内障等）。所以每年给自己的爱眼做一次全套检查很重要。

说了那么多关于如何爱护眼睛的常识，接下来我们根据不同的眼部疾病，好好地谈一谈眼病预防那些事儿。

第一节　屈光相关问题的预防

网络“云”课堂已成为很多孩子学习的重要平台，尤其在新冠疫情期间，每日长时间使用电子产品，加上户外活动大大减少，许多孩子疫情过后虽然学习没落下，但近视度数却加深了，该怎么办呢？有什么办法可以延缓近视度数加深吗？

一、戴“OK”镜控制近视

大家有没有听说过这样一种神奇的隐形眼镜？这种隐形眼镜只需要在夜间睡眠时佩戴，早晨醒来取出，从而达到在白天无须佩戴框架眼镜也能获得清晰的裸眼视力，长期佩戴，可以延缓近视的发展。这种神奇的隐形眼镜就是角膜塑形镜。

（一）“OK”镜的介绍

角膜塑形镜俗称“OK”镜，是一种采用高透氧材料，全吻合多弧度设计，中间平坦、周边陡峭的镜片。通过镜片、眼睑和泪液共同对角膜的作用，可以慢慢改变角膜形状，重塑角膜。"OK"镜适当压平角膜中央，使角膜恢复到原生理状态，从而降低近视或散光的度数。一般来说，晚上睡觉时戴8小时"OK"镜，第二天醒来后摘下即可获得最佳视力，不过，这种效果是可逆的，一旦停戴"OK"镜，角膜就有可能回到之前的状态。长期佩戴角膜塑形镜可减缓眼轴增长，从而有效地控制近视的发展速度，大大降低孩子眼睛高度近视的可能性，进而避免致盲性眼病的发生。

（二）关于"OK"镜的疑惑与解答

（1）哪几种情况适合佩戴"OK"镜？

①年龄≥8岁。

②近视度数低于600度。

③角膜曲率范围在40~46D之间较佳（D为屈光度），在此范围之外，过大或过小都会造成白天摘镜视力不佳。

④眼部及全身无其他疾病。

⑤有明确的戴镜意愿，有良好的卫生习惯，能按医嘱定期复诊。

（2）哪些人不适合佩戴"OK"镜？

曲率过平者、角膜内皮细胞计数减少者、散光较大者（>300度）不适合佩戴"OK"镜。若有青光眼、角膜炎、急性结膜炎、重度沙眼、干眼症等眼部疾病也不能佩戴"OK"镜。

（3）佩戴"OK"镜需要做什么？

①手的处理。摘戴"OK"镜前先洗手，保持指甲短且光滑，防止划伤镜片，避免细菌隐藏在指甲内。

②观察眼部情况。如发现眼红、分泌物增多、异物感、刺痛、畏光、流泪及眨眼增多等均应暂时停戴并及时就诊。

③观察镜片有无破损及沉淀物。若镜片已破损，勿勉强佩戴；若镜片有沉淀物，则勿戴镜，需到医院处理和清洁后再佩戴。

④摘戴方法。在专业人员指导下学会正确的摘戴镜方法。不论戴镜还是摘镜，在操作前都要洗净双手，剪短指甲，彻底清洁镜片。为防止镜片掉落，建议靠桌进行戴镜、摘镜操作。

⑤镜片护理。镜片滴护理液后，应充分揉搓和冲洗，注意动作要轻柔，避免损坏镜片。分清左右眼镜片，将其放入相应镜盒中，用新鲜的护理液浸泡。每周用蛋白酶液护理镜片。

⑥镜盒护理。每周用清洁的软布擦拭镜盒的内外面，用清洁剂清洗完后再用温开水反复冲洗，清洗完毕后自然干。每3个月更换一个镜盒。

⑦吸棒护理。每周用清洁剂清洗吸棒的表面，特别要清洗吸盘的凹面。用清洁剂清洗完后再用温开水反复冲洗，吸棒放在干净的镜盒中自然晾干。

（4）佩戴“OK”镜时有哪些需要注意的问题？

①滴眼液。镜片戴在眼内时只能滴用不含防腐剂的眼药水，如玻璃酸钠滴眼液。

②护理产品。使用有效期内配套的硬镜护理产品。

③防止镜片碎裂。硬性接触镜片会使镜片在受到碰撞和用力挤压的情况下发生碎裂。夜间戴镜时尽可能平卧，避免外物接触佩戴眼，如戴镜时发生镜片损坏，应及时就医。

④禁用品。禁用自来水、矿泉水及软性隐形眼镜护理液保养镜片，禁用酒精等用品消毒镜片。

⑤镜片要求。在医生的指导下定期更换镜片，以保证佩戴效果。镜片最佳使用寿命为 2 年，切不可自行判断，不要让镜片超期“服役”。

⑥保存环境要求。镜片、镜盒、吸棒必须保存在干燥的环境内，不可放在卫生间等潮湿的环境中。

⑦患者复诊。在摘戴镜前后，养成自己检查双眼的习惯，有任何不适都必须及时停戴，到医院就诊。初次戴镜者应在戴镜 1 天、1 周、1 个月后分别复查一次，待各项数据稳定且无特殊问题时，改为每 1~2 个月复查一次。其间如有任何不适应及时到医院复查。

（5）戴“OK”镜安全吗？被塑形的角膜会发生哪些变化呢？

角膜是透明的弹性组织，一共分为 5 层，即上皮层、前弹力层、基质层、后弹力层和内皮细胞层。在戴“OK”镜的状态下，最表面的上皮层细胞会被压扁，向周围移动，从而使中心角膜厚度暂时变薄，并使中周部角膜一过性增厚。

在戴“OK”镜的过程中，角膜的确会有少量变薄，但其本质只是角膜上皮细胞的重新分布（从中央迁徙到中周部），这种变化是可逆的。在停戴“OK”镜一段时间后，角膜上皮细胞会根据“记忆”由周边向中心聚拢，之前因戴“OK”镜变薄的厚度也就恢复了。也因如此，大家无须担心戴“OK”镜会影响日后近视激光手术。但需要注意的是，为了给角膜留出充分的恢复时间，激光手术应在停戴“OK”镜至少 3 个月后再进行。

（6）戴“OK”镜会引起角膜炎吗？

这份担心不无道理。1998—2000 年其间，“OK”镜所引发的角膜炎呈暴发式增长，这主要与缺乏安全意识和规范管理有关。当时，许多没有资质的眼镜店售卖“OK”镜，且没有筛选、试戴、复查和培训等流程。当出现问题后，患者未能及时就医而耽误了最佳的治疗时机。最终，因角膜感染出现了严重并发症，引起了不可逆的视力损伤。

我国目前已明确规定，“OK”镜属于医疗产品。在通过严格规范的管理后，“OK”镜相关的角膜感染已明显减少。现在角膜感染的发生率约为 0.077%，相较于在夜间戴软性隐形眼镜，这个感染率要小得多。即使出现了角膜炎，只要及时接受治疗，视力恢复的可能性还是比较高的。

临床经验发现，很大一部分角膜感染往往是在戴“OK”镜2年左右才发生的，这通常与安全意识的松懈有关。建议大家在戴“OK”镜时，不管佩戴时间的长短都要时刻保持安全意识，一定要自律，严格按照操作步骤来进行，定期复查，严格按照医生要求及时清洗镜片和镜盒。

戴“OK”镜是目前控制儿童青少年近视的有效手段。“OK”镜属于医疗产品，在通过严格规范的管理后，“OK”镜相关的角膜感染已明显减少，只要能做到规范验配、规律复诊、严格清洁，“OK”镜是非常安全的近视控制选择。

二、被誉为延缓近视度数加深的“神器”阿托品

阿托品能够有效延缓近视度数的发展，并已被多项国内外临床研究证实，被不少人称为延缓近视的“神器”。

（一）阿托品

目前，国内的阿托品有两种浓度：1%阿托品凝胶（高浓度）和0.01%阿托品滴眼液（低浓度）。不管选择哪一种，都要记住：一定要在医生的监督指导下使用。

（二）1%阿托品凝胶和0.01%阿托品滴眼液的区别

（1）1%阿托品凝胶

几乎每位使用者都出现了畏光和视近模糊的症状，这是阿托品作用于瞳孔和睫状肌导致瞳孔扩大、睫状肌放松引起的现象，家长不必过分担心。其副作用程度因人而异、因量而异，大部分使用者可通过佩戴墨镜和使用眼镜得到改善，少部分使用者会出现局部过敏反应，表现为眼睛红、痒、流泪等。如出现这些症状，请停药至医院就诊。还有极少部分使用者可能出现全身反应（面色潮红、心跳加快等），可在使用后采取按压内眦处（睛明穴）5分钟来避免。若仍出现全身反应，请马上停药，及时至医院就诊。

（2）0.01%阿托品滴眼液

其控制近视效果弱于1%阿托品凝胶，但安全性较高，推荐睡前使用。大多数使用者隔天无畏光、视近模糊等副作用，少部分使用者仍会出现畏光，但程度轻于1%阿托品凝胶。

两者各有利弊，至于用哪一种、如何使用，一定要遵从医嘱。

（三）“OK”镜VS阿托品

（1）“OK”镜、1%阿托品、0.01%阿托品三种干预方式都能控制近视，但各有优缺点。

（2）疗效方面，1%阿托品优于0.01%阿托品和“OK”镜。

（3）安全性方面，0.01%阿托品安全性最佳；“OK”镜佩戴最烦琐，且价格昂贵，为接触式干预，护理不当可能导致局部感染；少部分使用1%阿托品者会出现局部过敏反应或全身反应。

综合疗效和安全性，联合应用0.01%阿托品和戴“OK”镜可能是目前最佳防控的手段，但一定要在专业临床医生指导下选择和使用。

三、预防近视，与大自然多联结

户外活动是防控近视性价比最好的投资，省钱！管用！很多研究都表明，增加户外活动可以预防近视，可以降低近视的发病率。

有的家长认为户外活动可以预防近视，是因为眼睛得到休息。既然是休息，在室内避免近距离用眼，让眼睛休息，效果是一样的吗？在室内休息眼睛等同于户外活动吗？答案是否定的，不能等同！

（一）户外活动对眼部预防的重要性

户外活动强调的是户外！户外！！户外！！为什么强调户外？是因为光照强度，较强的光照强度可抑制人类近视的发生。目前认为强光照会使瞳孔缩小，从而加深景深，减少因为离焦导致的视物模糊，从而抑制近视的发生。另外，强光可以增加多巴胺的合成。多巴胺的合成和代谢具有光依赖性，受周围光照亮度、时间的影响。视网膜多巴胺白天浓度高，夜间较低。昏暗照明可以导致近视的形成。

有研究表明，无论是疯跑瞎玩、休闲放松，还是体育运动，做什么不重要，只要白天待在户外就有效果，就不容易患近视，室内活动起不到相同的效果，晚上出去效果也不好。我国广东的一项研究发现，每天增加40分钟户外活动的6~7岁小学生，与没有增加户外活动的对照组相比较，随访3年，2组近视率分别是30%和40%，证明了户外活动可以预防近视的发生。北京同仁医院开展的河南安阳眼病研究发现，没有患近视的孩子，户外活动的预防作用比较强，如果已经得了近视，户外活动的保护作用不明显。看来户外活动要趁早！趁小！

爱我们的孩子吗？如果爱，就让他们出去玩吧！

（二）那些对孩子眼睛好的光线

事实上，光不仅能让我们看见绚丽缤纷的世界，还能从光照度、照射时间和光波长三个角度对视力产生影响。

我们知道，太阳光是一种宽光谱的混合光，由可见光和部分红外光、紫外光组成。在晴朗的天气，户外的光照强度约为30 000~300 000 lux，室内的光照强度约为100~1 000 lux。

而阴天的光照强度则小很多，户外为50~500 lux，室内仅有5~50 lux，通常需要开灯照明。

夜晚的光照强度不到 0.5 lux，通常可忽略不计。研究表明，均匀、稳定、充足的光线可以预防近视的发生，延缓近视的发展。专家建议，孩子学习时的光照强度应维持在 300 lux 左右。

室外自然光高照度的特征，使自然光拥有保护视力的能力。有文献报道，10 000 lux 的高亮度光照射可以对户外活动时间较短的孩子起到近视保护作用，而对于户外活动时间较长的孩子而言，达到相同的防控效果仅需要 3 000 lux 中等强度的光照。上海眼科专家最新发现，在 5 000 lux/min 的条件下，每天户外时间为 150 分钟（2.5 小时），或累积光照强度达 750 000 lux 时，近视发病率可相对降低 24%。当要达到近视发病率相对降低 30%时，在同等光强度条件下，每天户外活动时长要达到 170 分钟（约 3 小时）。该光照强度提示，预防近视并不需要在烈日下到户外去晒太阳，可以在课间走向有阳光的窗户，或者晴天在树荫下休息、玩耍。自然光对近视保护作用与光照度和照射时间相关。此外，光照时间还可以通过影响昼夜节律来影响近视的发展。有研究报道，眼睛暴露在黑暗中的时间越短，越容易造成近视。这可能说明，较短的睡眠时间与近视相关。因此，建议小学生、初中生和高中生每天分别保证 10 小时、9 小时和 8 小时的睡眠时间。

孩子在家写作业时，家长也应尽量为孩子选择光源稳定、色温柔和、光照强度适中的台灯。如果家里条件允许，还可以把书桌放在窗边，尽可能为孩子补充自然光线。夜晚学习和使用电子屏幕时，也要记得保持室内光照环境，避免在昏暗的环境中长时间用眼，并保证充足的睡眠时间。

（三）户外运动之打乒乓球

打乒乓球确实对近视眼的预防和治疗有好处。打乒乓球的时候，两只眼睛以球为目标，不停地上下左右远近看，这使得睫状肌和眼球外肌交替收缩和舒张，大大促进眼球组织的血液供应和代谢，改善了睫状肌的紧张状态。其实不光是乒乓球，很多运动都对近视的防治有积极作用，比如篮球、足球、跑步等。家长应该做的是鼓励孩子们多进行户外运动。

四、预防近视，读写握笔早知道

（1）读写姿势。不良的读写姿势会导致近视的发生和发展。正确的读写姿势是：眼离桌面一尺，身离桌面一拳，手离笔尖一寸。

（2）读写时间。连续读写时间不宜过长，注意劳逸结合。建议每看书写字 30 分钟应休息 3~5 分钟，可适当远眺，帮助眼睛放松。

五、预防近视，从少吃甜食开始

糖果、蛋糕、冰激凌等甜食很受青少年特别是不少女生的喜爱，但是你们知道吗，过量摄入甜食可能会影响人体对钙的吸收,导致眼轴变长,从而诱发或加重近视。虽然还没有严格的科学实验证明吃甜食过多会造成近视,但如果经常大量吃甜食,摄入过多糖分,有可能增加近视发生的概率或加重近视。

(一)甜食对视力影响的原因

第一个原因是糖分在消化、吸收及代谢过程中会消耗钙、铬等离子。肾脏在排出糖的代谢产物的同时,相应地排出钙离子,长期累积会导致大量钙从尿中流失。由于钙、铬是构成眼球壁的材料之一,其不足时可使眼球壁的弹性降低、作用减退,眼球前后径拉长而发展为近视。另外,过量摄入甜食除了影响钙的吸收,还会导致维生素 B_1 的缺乏,而维生素 B_1 是维持视神经生理功能的重要营养物质,这也是过量摄入甜食与近视有关的第二个原因。国外也有研究表明,血糖水平高是高度近视的危险因素。但目前这方面的研究还较少,不能表明两者有直接联系。

正常人体有强大的血糖调节功能,因此吃一点甜食对眼睛不会有明显的影响。但为了保护眼睛的健康,经常爱吃甜食的孩子应尽量减少糖分的摄入。日常饮食中多吃粗粮和蔬菜、水果,做到营养均衡。适当增加摄入鱼类、豆制品、奶制品、蛋、虾等富含钙的食物,以及芝麻、糯米等富含维生素 B_1 的食物,对眼健康有益。

(二)预防近视可以吃点什么

防控近视,从少吃甜食开始。那可以吃什么可以预防近视呢?

(1)蔬菜类。建议患者多食用绿色、黄色、紫色等新鲜蔬菜,其中含大量叶黄素、叶绿素以及花青素,对视网膜有营养和保护作用。

(2)杂粮类。对维持眼球营养均衡有积极作用。

(3)维生素以及钙剂。富含维生素 B 的食物,对视网膜有营养和保护作用。适当补充钙以及维生素 D 类食物,可以增强巩膜强度,预防巩膜重塑,抑制眼轴变化,稳定视力,保护眼睛,对近视保护以及防止近视加深有积极作用。维生素 D 也可以增强巩膜的硬度以及角膜的硬度,稳定角膜,稳定视力,从而保护眼睛。

六、预防近视,注意近距离用眼

(一)看手机真的更容易近视吗

相信不少家长都对家里的娃说过这样一句话:“少看点手机,再看就近视了,快去看书吧!”

你是不是也这样认为呢?

首先,大家需要明确一点:近视成因复杂,不能简单地认为近视就仅仅是玩手机导致的。

目前,已有的很多研究都表明,长时间的近距离用眼与近视发生发展关系密切。

玩手机属于近距离用眼,而且通常会持续很长时间。有资料显示,83.2%的人连续玩手机时长超过 40 分钟，54.6%的人玩手机时，手机与眼睛的距离小于 33 cm。如此看来，玩手机确实容易导致近视。

然而除了玩手机，其实还有很多近距离用眼行为，比如阅读，画画等。只要是长时间、近距离用眼的行为，都可能导致近视。

（二）超近距离的用眼与眼睛的调节

虽然长时间近距离用眼引起近视的确切机制尚不清楚，但有研究认为，这与眼睛的调节有关。当我们看远处时，眼睛会很放松，物体成像刚好落在视网膜上。当我们将视线从远处移到近处，想要看清近处的物体时，眼睛需要通过改变屈光力，让近处的物体聚焦在视网膜上，这个过程就是调节。

理论上来说，在调节过程中，不同距离会刺激不同程度的调节反应。但是实际上，这个调节反应的能力并不一定那么准确。当我们将视线从远处移到近处时，如果调节超前，则物体成像就会落在视网膜前；如果调节滞后，则物体成像会先落在视网膜后，再慢慢落到视网膜上。近年的研究发现，大多数近视患者的调节状态都呈现滞后或不灵活的状态，而非调节超前。调节滞后这个“慢慢”的过程不知道要多久，而且如果焦点一直落在视网膜后，就会出现远视性离焦！

有研究认为，远视性离焦是因为焦点经常落在视网膜后，眼睛为了能“看清”物体，就会通过让眼轴增长的方式，让焦点重新落在视网膜上。大量研究表明，眼轴的增长与近视是有直接关系的。

（三）看纸质书与看手机的眼睛调节能力有差异吗

中国的研究者比较了人们用手机看文字和用纸质书看文字时的调节能力。这个研究的结论是：看纸质书和看手机引起的调节滞后值几乎相同！

但是韩国的研究者做类似的实验，得到的结果却不太一样。他们比较了用手机看电影 30 分钟和用纸质书籍阅读 30 分钟的调节情况，发现使用手机后，调节滞后值比用纸质书增加更明显。同时，在调节幅度方面，看手机后调节幅度比看纸质书后下降明显。

目前人们所做的研究还没有得出一致的结论，尚不能真正回答“手机是不是真的更容易近视”这个问题。

（四）不要长时间连续地近距离用眼

不过可以确定的是，看手机、看书这两个行为都属于近距离用眼，并且都会增加调节滞后值！所以长时间近距离用眼才是引起近视的真正原因！

这里建议大家：不要长时间连续地近距离用眼！！！

只要是看近距离的物体，都会动用我们眼睛较多的调节能力，除了看手机和看书，弹琴、看计算机、画画等都属于近距离用眼。所以如果看累了计算机，又去看手机；看完了书，又去弹弹琴，这也等于没让眼睛缓过神来。

休息的时候，你可以试试一些调节训练，放松放松眼睛。

另外，关于这个“近距离用眼”中的“近距离”概念，研究中是将“33 cm”或者“40 cm”规定为近距离用眼，可是现在许多人看手机时都快“钻”到手机里去了，用眼距离连 33 cm 都达不到。有资料显示，人们玩手机时的用眼距离是 21.3 cm。这个“超近距离的用眼”会不会对眼睛造成更大的伤害呢？所以，保持良好的读写姿势非常重要！

健康的生活习惯，才会有健康的身体。

第二节　青光眼的预防

一、疲劳用眼要注意，用眼习惯很重要

用眼习惯与青光眼的发生发展息息相关。

研究发现，过度用眼可导致眼压升高，这可能与调节痉挛以及低头位有关，特别是近距离长时间用眼更为有害。所谓近距离是指阅读距离，比如看书、写字、绘画、手工等，当然也包括使用手机、平板电脑等。相比而言，中、远距离用眼对眼压影响不大，如看电视、做家务、户外活动等。

那么所谓“长时间”又是多久呢？这一点因人而异，差异较大。它与年龄、阅读环境、屈光状态等多种因素有关。

具体到个人，以不引起明显视疲劳为标准，一般建议每次阅读不超过 40~60 min，如必须连续长时间用眼，建议每 40~60 min 休息 5 min。其间可以起身走动，做做腰背部的拉伸动作等。

此外需要重视屈光不正的矫正，老年人在近距离用眼时应佩戴合适的老花眼镜，注意良好的阅读照明，调整好座椅高度，使注视目标平行或略低于眼部位置。

二、一次喝水别太多，饮食结构要合理

一般来讲只要是符合健康饮食的通俗范畴，青光眼患者并不需要忌口。考虑到青光眼的病理机制复杂，眼底缺血是重要的发病机制，因此提倡少盐、低脂饮食，有利于改善循环功能。同样，那些保护心血管方面的药物或保健品或多或少也有利于青光眼患者的神经保护。一些具有活血降脂、抗氧化、扩血管作用的中药制剂或保健品，如银杏制剂、丹参、富含不饱和脂肪酸的鱼油等，患者在医生的指导下可根据自身情况酌情选用。

饮水也是患者常问的一个问题。理论上短时大量饮水会导致眼压升高，但实际上完全不必担心这一风险。

首先，饮水引起的眼压升高较为温和，不会大起大落。

其次，正常情况下，人体的泌尿系统可以迅速排出体内多余的水分（有肾功能不全者除外）。

最后，以我们通常的饮水习惯，还不足以引起眼压升高。

所以我们对青光眼患者每日饮水总量不做特别限制，建议少量多次，不要喝得太快即可。至于是白开水，还是茶、咖啡、牛奶等，对眼压的影响不大，不必多虑。

对于烟和酒，应区别对待。香烟中的尼古丁对眼底血管有收缩作用，大量吸烟会导致视神经、视网膜缺血。同时，尼古丁会直接损害视网膜节细胞，引起视功能损害，所以青光眼患者应积极提倡戒烟。至于饮酒，对不同体质的人影响也不同。但过量饮酒，即酗酒的人可能出现包括酒精性视神经萎缩、酒精性脑病、肝硬化等一系列严重的眼部及全身组织器官损害，因此，饮酒应适量或限量。

三、运动运动降眼压，身心放松很重要

鼓励青光眼患者参加各种运动。运动对青光眼的益处体现在各个方面。长时间运动可以直接导致眼压降低，而且效果显著。运动还可以改善血液循环，增加眼底视网膜和视神经血供，这一点尤其有利于原本血压较低的患者以及正常眼压型青光眼患者。另外，长时间的运动对心血管有明显的保护作用，可以有效减少青光眼引起的眼底血管性疾病的发生率。同样，青光眼患者完全可以胜任绝大多数工作、生产劳动及家务劳动。当然，对于晚期青光眼，由于视野缺损明显应注意安全，避免造成不必要的外伤。

在各项运动中，有氧运动最为有益，如快步走、慢跑、骑车、游泳做操、跳舞等。一般每次运动锻炼时间不少于 30 分钟，每周 2 次以上，每个人可以根据自己的基础、喜好选择合适的运动项目及频率。

青光眼是一种心身疾病，各种心理情绪的波动都会对病情病程产生影响。而青光眼患者恰恰面临许多心理问题。常见的有：对青光眼引发失明的恐惧；病情较长、病情加重而导致对治疗丧失信心，从而产生焦虑情绪；早中期青光眼症状不明显，对疾病主观忽视而产生的自我麻痹心理妨害了患者的正常治疗，导致病情进一步加重。

因此，在日常生活中要善于自我排除各种因素的干扰，学习自我调节、自我控制，保持心理健康，多参加一些有益身心健康的活动。不要同时承担过重的工作、生活任务，适当放低对目标的期望值，患者会觉得身上的压力减轻了，生活也会有乐趣。虽然心理干预不能替代药物或手术，但对于稳定病情、缓解症状往往有意想不到的效果。

第三节　年龄相关性黄斑变性的预防

年龄相关性黄斑变性听起来跟年龄有关,似乎上了年纪的人都可能会有,那么日常生活中,我们能够做点什么来预防年龄相关性黄斑变性呢?

一、定期检查很重要

因为年龄相关性黄斑变性的发生和年龄有很大关系,所以中老年人应对此病有足够的了解与重视,除了定期去医院进行检查外,还应经常双眼交替闭眼,自我评估单双眼的视功能。有证据表明,年龄相关性黄斑变性还有一定的遗传倾向。因此,建议年龄相关性黄斑变性患者的家族成员应定期检查眼底。

二、生活方式需注意

由于年龄相关性黄斑变性的发生与高血压、高血脂、高血糖等相关,因此要积极预防高血压、高血脂、糖尿病等疾病。

宜清淡饮食;注意食物的多样性,均衡营养;限制脂肪的摄入量,如肥肉、动物内脏、炸食品等;限制烟熏、盐腌食物的摄入,如焙烧、烘制食品等。注重饮食结构,均衡饮食,宜食用优质蛋白质含量高、低脂肪、低胆固醇、维生素及微量元素丰富的食物。补充B胡萝卜素,它参与构成视觉细胞内的感光物质;对一些有刺激性的食物或兴奋性的食品,如辣椒、韭菜、生葱、生蒜及咖啡等,应当尽可能少用或不用。

此外,禁食霉变的食物,多食用新鲜蔬菜、水果、坚果。

加强锻炼,有助于预防年龄相关性黄斑变性或减缓其发展。

研究表明,吸烟与年龄相关性黄斑变性的发生有非常明确的相关性,因此,建议戒烟。

另外注意休息,控制使用电脑和看电视的时间。经常保持大便通畅。

三、补充抗氧化剂、微量元素和改善眼部循环的药物

补充抗氧化剂。黄斑区视网膜含有高浓度的叶黄素,但人体无法自行合成,需由食物中获取。叶黄素在甘蓝、雨衣甘蓝、菠菜等深绿色叶菜,以及金盏花、万寿菊等花卉中含量最高。在南瓜、桃子、辣椒、芒果、柑橘等水果,以及蛋黄中含有丰富的叶黄素前体。由于蔬菜和水果中含有大量的抗氧化物质,如微量元素、多种维生素、叶黄素等,因此建议多吃蔬菜水果。鱼类中含有大量不饱和酸,有较强的抗氧化能力,因此也建议多吃鱼类。具有抗氧化特性的维生素C、维生素E可作为自由基清除剂,防止自由基对视网膜黄斑细胞的损害,起到组织营养剂的作用。因此,除了注重饮食摄

入,还应按医嘱加量服用一些与病情有关的抗氧化剂。

补充微量元素。微量元素作为多种金属酶在视网膜等的代谢中起着重要作用。锌在食物里的含量很少,采用口服硫酸锌制剂治疗因玻璃膜疣导致的视力不同程度减退的患者,可延缓视力损害的进一步发展。

改善循环障碍。由于黄斑中央部脉络膜毛细血管的硬化或阻塞可造成脉络膜循环障碍,致使玻璃膜变性、视网膜色素上皮细胞和光感受器膜盘损伤。患者可遵医嘱服用一些具有改善眼部循环的银杏叶片、羟苯磺酸钙、胰激肽原酶、活血散瘀的中药等,可用七叶洋地黄双苷滴眼液,加强眼部血流等。

四、注重防护光损伤

长期反复光照后,黄斑部对光的损伤易感性增加,尤其波长为 400~500 nm 的蓝光,能够产生较强的光毒性作用,是导致本病的一个危险因素。因此,要提倡对慢性光损伤的防护,尽量不要用眼睛直接去看太阳以及雪地、冰面等强反光物体,更不要长时间观看。白天外出时,应戴墨镜或变色镜,戴遮阳帽或打遮阳伞,以减少对黄斑的光刺激。

避免危险因素。如有高血压、高胆固醇血症、糖尿病、心脑血管疾病等全身疾病,需积极治疗。总之,随着我国老龄化社会的到来,年龄相关性黄斑变性已经成为一个严重影响我国中老年患者生活质量的疾病,患者数量日益增加,是一个严重的公共卫生问题。积极广泛的宣传可以提高患者和医师对年龄相关性黄斑变性的认识,采取各种预防措施可以减少严重年龄相关性黄斑变性的发生。

第四节 眼外伤的应对与预防

眼外伤是眼科常见的急症,对眼外伤的正确处理是关系到保存眼球和恢复部分视功能的关键,若处理不当可留下终身残疾。

眼外伤的急救处理应注意以下几点。

(1)详细了解外伤病史,搞清致伤物的性质,要辨别是穿通伤还是爆炸伤、异物伤还是化学伤等;认真检查,明确诊断,对受伤的性质及程度有充分认识,采取积极有效的急救措施。

(2)对开放性眼外伤伤口要及时清创缝合,预防感染,防止并发症的发生。

(3)化学灼伤应脱离接触,争分夺秒就地使用大量水冲洗,然后使用中和液体冲洗,酸碱中和治疗,局部应用抗生素预防感染。

(4)对有虹膜、玻璃体、视网膜等眼部组织脱出的可根据脱出的时间及清洁程度决定恢复眼内还是剪除。

（5）尽早取出眼内异物，术后局部散瞳抗炎，也可全身应用抗生素和皮质激素。

（6）对严重外伤眼球摘除的处理要慎重，原则上对任何可保留的眼球进行挽救，以抢救视力，保存完整的眼球。若是眼球已高度破坏，眼内组织大量脱出，眼球已完全失去形态，又无法缝合，确定无恢复视力和保持眼球形态的可能者，则可行眼球摘除。如果当时难以确定，可先保守治疗，待观察后确定无保留价值可行摘除。

总之，对眼外伤的处理要及时、正确、合理。下面针对不同情况的眼外伤介绍一些应对办法。

一、锐器意外扎伤眼睛怎么办

意外无处不在，我们可能经常听到老人或者父母唠唠叨叨，提醒孩子注意安全。在家中使用剪刀，锋利的剪刀可能会在意外的情况下滑进眼睛里。在厨房中使用刀具，如果手法不当或者场景混乱，刀口可能会抵触眼部，导致扎伤。操作工具，比如车床、电钻等，这些工具可能会飞出碎片或者铁屑，这些物体也可能扎伤眼睛。进行修理或处理玻璃制品时，碎片可能杵进眼睛，甚至还夹带了玻璃碎片。

锐器意外扎伤眼睛，有“热乎乎的眼泪”流出，可能是发生了眼球穿通伤，需要立即就医。什么是眼球穿通伤呢？简而言之，锐器或者异物使眼球壁穿通就称为眼球穿通伤。常见的异物有钉子、铁屑、剪刀、针、玻璃等，受伤之后有强烈的疼痛感，且视力急剧下降，会感觉到“热乎乎的眼泪”流出，这可能是眼球内容物流出。

受伤后，在前往医院之前，我们可以做些什么呢？

受伤之后一定不可把致伤物拔出，切忌把脱出的眼内容物送回眼眶，或者用水冲洗，以上方法只会加重损伤，也可能引起感染。不可尝试拿掉致伤物，也不要擦拭伤口处的血痂，应立即以清洁敷料轻轻包扎，前往医院，由专业医生根据伤情进行治疗。同时伤员应尽量避免咳嗽、呕吐、颠簸及低头动作，防止眼内容物进一步脱出。

二、发生酸碱烧伤后怎么办

你是否常听到这样的例子：一位工人在装配工厂中使用含有化学物质的胶水时，不慎将胶水溅入眼睛，导致严重烧伤和失明；一位家庭主妇在清洗厨房时使用了强酸性清洁剂，不慎将清洁剂溅入眼睛，导致极度疼痛和视力下降；一名化学实验室研究员在灌注试管时，不慎将一种具有腐蚀性的化学药品溅入眼睛，导致严重的烧伤和失明。

酸和碱都是常见的化学物品，如果误入眼睛，会对眼睛造成严重损伤。酸性物质比如硫酸、盐酸等，这些物质可以腐蚀眼角膜并破坏眼球内部组织，导致失明。同样地，酸性物质也可以烧伤眼睛周围的皮肤和组织，可能引起因重度烧伤引起的并发症。碱性物质如氢氧化钠、氨水等，这类物质会与水结合并产生热量，发生化学反应，组织腐蚀也会比较快。与酸性物质不同，碱性物质的损伤速度较缓慢，但损伤程度相对更深，可能会使伤者失去眼球，同时也会导致灼热感、疼痛、充血、视力受损等症状。

酸、碱化学物品溅入眼内对眼的危害非常严重，要引起大家的高度重视，要学会急救的方法。如立即用清水冲洗眼睛，或者把头浸入清水盆里，拉开眼皮，摇头，将溅入眼内的酸碱物质洗掉。冲洗愈早愈彻底愈好，一般需冲洗15~30分钟，同时尽可能转动眼球。如眼里有生石灰之类的固体化学物质，要用干净的湿手帕或软毛巾将固体物轻轻擦出。抢救得越及时，眼睛的损害就越轻。不要没有冲洗，就忙于送医院。因为化学物品对眼组织的侵害作用极快，急于送医院而错过了冲洗时机会给眼睛的急救带来困难，虽然有时是几分钟之差，但往往会使眼睛遭受严重的损害。经过现场的紧急抢救之后，再送医院做进一步的检查处理。

三、发生眼爆炸伤了怎么办

过年燃放爆竹，是中国人的传统习俗。然而爆竹也给不少家庭造成了不可挽回的伤害。

（一）容易发生眼爆炸伤的操作

（1）俯身查看“哑炮”时，哑炮突然爆炸，被炸伤。

（2）将燃着的爆竹投入玻璃瓶、易拉罐等封闭或者半封闭容器内，被玻璃碎屑或者金属碎屑炸伤。

（3）将燃着的爆竹埋入沙石中，被飞起的石子击伤。

（二）如何预防眼爆炸伤的发生

（1）一定要到指定烟花爆竹售卖点购买正规烟花爆竹。

（2）存放和点燃烟花爆竹应避开可燃物。

（3）儿童及未成年人燃放烟花爆竹时要有成年人现场看管。

（4）成年人应避免酒后燃放烟花爆竹。

（5）燃放烟花爆竹时，避免近距离观赏。

（三）发生眼爆炸伤的应对办法

一旦发生眼爆炸伤，我们应该冷静处理，做到四不要。

（1）不要自己用自来水冲洗眼睛，以免引起各种菌群感染。

（2）不要压迫被炸伤的眼球，以免用力过大将眼内容压出。

（3）不要舍近求远，应该就近就医。

（4）不要吃饭、喝水。严重爆炸伤可能需要接受全麻术，术前必须禁食禁水8小时以上。

四、眼外伤的预防

眼外伤是造成患者视力受损、视力丧失并影响生活质量的主要原因。尽管眼外伤通过现代化的设备及手段能挽救回部分视功能，但对有些患者还是造成了无法挽回的损失。虽然眼外伤发生率高，致盲率高，但大多数眼外伤是可以预防和避免的，可见眼外伤的预防要比治疗更重要。

（一）怎样预防眼外伤

（1）职业眼外伤的预防重点应放在工厂企业的安全操作防护措施上，对新上岗工人务必进行系统培训教育，在工厂区生产要严格遵守安全操作规程，以防患于未然。在搬运、使用农药等有害化学制剂时，应避免四处飞溅并戴上防护眼镜；对有碎屑飞溅的车床、刨床等操作时佩戴防护眼镜；对接触射线的工作人员要戴好防护用具，防止眼部的损伤。

（2）加强法制教育和社会治安，减少打架斗殴事件的发生。

（3）加强道路建设和行车安全教育，减少交通事故的发生。

（4）禁止儿童玩弄危险玩具、放鞭炮、射弹弓等。

一旦发生眼外伤应马上进行自我救治，并尽快到大型综合性医院或眼科专科医院诊治，以免延误病情。总之，做好安全防护，把眼外伤的发生率降到最低。

（二）如何预防儿童眼外伤

儿童是祖国的花朵。儿童的健康安全问题直接关系到孩子的未来、家庭的幸福。儿童一直是眼外伤的主要群体，而大部分的眼外伤都是可以预防的。家长应重视日常眼外伤的防护及教育工作，切莫因为一时疏忽，后悔一辈子。

在生活中如何预防儿童眼外伤的发生呢？

（1）从小对孩子进行教育，让他们知晓眼睛受伤的危害及可能造成的严重后果，让孩子建立起保护眼睛的意识。

（2）对家里尖角的家具（如桌角、椅子棱等）进行软包，避免孩子玩耍时意外碰撞。

（3）不要让孩子玩耍尖锐的物品，如针、刀片、剪刀、铁丝等；老年人做针线活时，要远离孩子，避免意外刺伤孩子。

（4）家长为孩子购买玩具时，不要选择冲击力较强的玩具枪、弹弓等，避免孩子玩耍时被玩具意外崩伤。

（5）务必让孩子远离各种化学物品，如酒精、石灰、水泥等。

（6）保证孩子远离烟花、爆竹，需燃放时，必须由大人陪同。

（7）与小动物玩耍时，避免让孩子靠得太近，以免鸟类啄伤或者猫、狗抓伤孩子的眼睛。

(8)要教会孩子在打球、追逐时,注意自我保护,避免球或手撞伤眼睛。

(9)要告诉孩子,如果在活动或者玩耍时伤及眼睛,要立即告诉家长或者老师,前往医院详细检查,切勿拖延时间,贻误治疗时机。

(10)注意激光、日光、紫外线灯对儿童眼睛的伤害。儿童玩具激光笔虽然功率不是很大,但是对眼睛还是可能造成不同程度的伤害。另外就是日光,虽然我们很少盯着太阳看,但是在日食的时候,会有孩子不加防护地好奇去看,最终可能导致黄斑灼伤,造成视力不同程度的下降。

第五节　心理调适与眼部疾病的预防

一、心理因素还能影响视力健康

心理因素与视力下降好像不搭边,但资料显示并非如此。据英国《观察家报》报道,心理学家和眼科专家对4 000名青少年近视患者进行抽样调查研究,结果表明青少年视力普遍下降与青少年的心理因素有着密切的关系。

无独有偶,我国的心理学家和眼科专家也同样有这样一份研究报告,研究人员通过分析,不良的心理因素导致视力减退大致可分为以下几种类型。

(一)条件具备型

这种类型多见于女孩儿,她们在视力下降的同时,为了减轻心理上的压力,求得父母和老师的同情和谅解,往往以"眼睛看不清"为借口,避免繁重的学习任务。她们多数害怕学习,经常在暗处看东西,造成视力下降,然后经常以此来逃避学习。这类视力减退的青少年甚至会出现拒绝上课以及头疼、呕吐、咬指甲等一系列行为。

(二)眼镜愿望型

这种心理视力障碍通常表现为:嘴上不说,但心里很想戴眼镜,所以常常在人们面前表白"视力不好",这主要是由于对戴眼镜的影视明星和"眼镜广告"中漂亮的或有学者风度的人士的崇拜。因此,有些青少年常常不是近视,却乱戴他人眼镜,久而久之,慢慢地发展为近视。

(三)紧张焦虑型

表现为有的青少年本来有轻微的近视,如能及时配镜矫正并纠正不良用眼习惯,完全可以避免视力的继续减退。但因害怕戴眼镜或父母责备,一提到戴眼镜就恐惧,一想到戴眼镜就心里紧张,于是长期拒绝戴眼镜或偷偷摘掉眼镜,以致造成视力快速下降。

(四)负面情绪型

不良家庭环境也影响儿童的视力。美国眼科医生发现,夫妻不和,父母与子女关系紧张,父母虐待孩子等,都会引起儿童视力障碍,多见于学龄前儿童,且常常被忽视。

二、不同人格对眼睛的影响

人格(personality)是指个体在对人、对事、对己等方面的社会适应中行为上的内部倾向性和心理特征。其表现为能力、气质、性格、需要、动机、兴趣、理想、价值观和体质等方面的整合,是具有动力一致性和连续性的自我,是个体在社会化过程中形成的独特的身心组织。整体性、稳定性、独特性和社会性是人格的基本特征。

(一)人的人格分类

人的人格按其不同的分类标准可划分为多种类型,如内向型、外向型, A 型、B 型,理智型、情绪型等。

按人的行为方式,即人的言行和情感的表现方式可分为 A 型人格、B 型人格和 C 型人格。其中 A 型人格的人脾气比较火爆、有闯劲、遇事容易急躁、不善克制、喜欢竞争、好斗、爱显示自己的才华,对人常存戒心等。

(二)人格与急性闭角青光眼的关联

焦虑的人更容易患上急性闭角型青光眼,是真的吗?

听说“暴脾气”更容易患青光眼,是真的吗?

是真的,焦虑、有强迫症的人更容易患青光眼,特别是情绪不稳定、极易焦虑暴躁的 A 型性格的人,患青光眼的概率会比其他人高很多。

青光眼是眼科公认的心身疾病,青光眼的发生、发展及转归与心理因素密切相关。大量研究表明,患有青光眼的人在性格上更偏向于焦虑、紧张、不安、抑郁、强迫、不乐观等,对抗冲击的能力较弱,常常逃避或拒绝接受压力。

研究还表明, A 型人格与青光眼的发生具有相关性。A 型人格的人主要特点是个性强、急躁、易冲动、好胜心强,时间紧迫感、匆忙感较强,有过分的抱负和敌意。

心理紧张、情绪不稳定的人,易出现血管痉挛、血压上升、眼压波动大等生理变化,不仅会诱发青光眼的急性发作,还会导致视神经供血不足、供氧减少,加速视神经的损害,使青光眼的病情进一步恶化。

(三)癔症人格与癔病性黑朦

癔病性黑朦又称癔病性盲,是功能性视觉缺乏,非眼球、视觉传导路及视觉中枢损伤所致。其发病与精神、心理因素有关。这种盲目,除了患者主观视力障碍外,并无引起盲目的器质性病理基础。暗示或心理治疗有效。

因癔病性盲与诈盲的性质不同,在法医学鉴定工作中应注意鉴别。两者的共同点是所有的客观检查均正常。不同点是:癔病性盲多为双眼盲,瞬目反射多消失,配合检查、要求治疗,反复测试视野固定(管状、螺旋状),有身体其他部位的癔病表现;

而诈盲则以单眼多见，瞬目反射存在，检查不合作，视野检查多变等。

三、不良情绪竟然能引发这么多眼部疾病

不良情绪对眼睛有什么影响?

不良情绪对人体健康的危害极大，对眼睛可造成严重影响。不少人在精神受到刺激时，脾气暴躁，突然出现视力下降，原因常常是以下两种情况。

(1)发生眼底动脉阻塞、痉挛，一侧眼睛突然视力急剧下降，甚至无光感，可能是急性视网膜中央动脉阻塞。这种病预后较差，易造成永久性视力损伤，要尽快恢复视网膜血流供应。本病一旦发病需要及早到专业机构治疗。

(2)伴有剧烈眼痛、视力极度下降、同侧偏头痛、眼眶胀痛、恶心、呕吐，甚至有体温增高、脉搏加快等，可能是急性闭角型青光眼。急性发作期，先用药物治疗，使房角开放，眼压下降，待炎症反应消退后再行手术。如未经及时恰当的治疗，可于短期内失明。

四、预防眼部疾病请保持情绪平稳

在生活中，该如何使自己的情绪处于平稳的状态呢?

(1)多与人沟通。有些时候，当人处在紧张焦虑的情绪时，可以通过聊天的方式寻求家人、朋友的支持。聊天内容可能与焦虑源无关，却有利于内心焦虑的排解。

(2)学会借助外物转移注意力，积极参加户外活动。在日常生活中，每天坚持户外活动，是非常好的释放压力的方式，如每天在固定的时间散步、跑步、游泳等，劳累可以暂时取代焦虑，且有助于睡眠。另外，还可借助做家务、听音乐、做饭来缓解焦虑。

(3)逐渐排除恐惧感。集中精力于当下做的事情，不要对结果过分担心。在一场大型的比赛之前，你认为谁的焦虑更大?比赛中取胜的人，还是落败的人?有学者曾对此进行研究，结果表明，两者的焦虑程度是一样的，而取胜者和落败者之间的差别在于怎样应付焦虑。

落败者比赛前只剩下害怕，使自己陷入恐慌的状态；而取胜者只集中精力在自己要做的事情上，将比赛分成每个细节，想象自己如何完成每个细节。

(4)学会欣赏自己。害怕自己不如别人，是引起焦虑的主要因素，要和别人愉快相处，也要接纳自己。当感到焦虑来袭时，可以采用暗示的方法，告诉自己“我可以、我一定可以、我能行”，这样可以赶走焦虑，很快使自己平静下来。

五、预防不良情绪对眼睛的伤害

预防不良情绪对眼睛的伤害，这里给大家提供 10 条建议。

（1）保持愉快的情绪，调整心态，愉悦心情，积极参加有益身心健康的文化娱乐活动。

（2）保持良好的睡眠。

（3）少在光线暗的环境中工作或娱乐；情绪易激动的人，要少看电影，看电视时也要在电视机旁开小灯照明。

（4）生活规律，劳逸结合，避免过劳。

（5）不要暴饮暴食、大吃大喝，防止诱发青光眼。

（6）不吸烟，不喝咖啡，不喝浓茶，少喝酒。

（7）坚持适当的体育锻炼。

（8）应定期进行眼科检查。

（9）如果发现自己存在心理问题，要及时通过各种方法进行心理状态的调整。

（10）修身养性，遇事应冷静、乐观、从容，不可过于急躁。

第六节　饮食、运动与眼部疾病的预防

一、吃什么对眼睛好

预防眼部疾病，饮食习惯也非常重要。许多蔬菜水果富含抗氧化维生素和营养物质，可保护眼部组织，预防眼部疾病。

（一）饮品类

对于用眼强度较大的学生和从事IT行业的人来说，最好多饮用一些清目的饮品，如菊花茶、决明子茶、枸杞茶等。这类饮品不但可以明目，还具有去火的功效。

（二）肉类

经过相关的调查发现，鱼类食物对保护眼睛有着极强的功效，因为鱼肉里面的营养物质具有保护血管，防止眼部动脉硬化的作用。而在众多鱼类食物当中，以深海中的鱼对眼部的作用最佳。

（三）富含叶黄素的食物

这类食物仅适合眼部黄斑病的患者食用，一般常见的富含叶黄素的食物有玉米、西兰花、南瓜、橙子和橘子等。

（四）富含维生素A和胡萝卜素的食物

一般的水果中都富含维生素A，所以眼睛不好的人可以多吃一些水果。至于胡萝卜素，含这种元素最高的食物就是胡萝卜。但是，要切记胡萝卜生吃是最佳选择，因为这种吃法能够使胡萝卜素的流失率降到最低。

维生素缺乏会引起哪些眼病呢？

1. 维生素 A 缺乏

人体对维生素 A 的正常需要量为 5 000~7 000 国际单位/日，低于 20 国际单位/升（血液中）属于维生素 A 缺乏，可引起夜盲、干眼症及角膜软化症。

2. 维生素 B_1 缺乏

人体对维生素 B_1 的正常需要量为 1 毫克/日，血浆中维生素 B_1 含量降低（低于 20 微克/升）可出现眼部病变，如结膜角膜上皮损害、干眼症、球后视神经炎、视神经萎缩、眼球运动神经麻痹等。

3. 维生素 B_2（核黄素）及维生素 PP（烟酸）缺乏

烟酸缺乏可引起视神经炎和视网膜炎，核黄素缺乏可引起结膜炎、睑缘炎、酒糟鼻性角膜炎、角膜缘周围新生血管及白内障等。

4. 维生素 C 缺乏

人体对维生素 C 的需要量为 50~100 毫克/日，血浆中含量为 6.32 微克/升，缺乏维生素 C 可引起眼睑、结膜、前房、玻璃体、视网膜及眼眶出血，易发生白内障，角膜上皮生长受影响等。

5. 维生素 D 缺乏

维生素 D 缺乏会导致儿童时期骨发育异常，引起眼眶发育不良、狭窄，还可有眼球突出、眼睑痉挛、屈光不正、低钙性白内障等眼病。

二、原来补充叶黄素有这么多好处

叶黄素，又名植物黄体素，属于无维生素 A 活性的类胡萝卜素，在自然界分布广泛，普遍存在于各种蔬菜、水果和花卉中。动物无法自行合成叶黄素，必须通过食物摄入补充。叶黄素常与其同分异构体玉米黄质一同发挥作用。

叶黄素分布在我们全身多个组织器官中，如眼、肝脏、肾脏和胰腺等。与其他类胡萝卜素不同，叶黄素选择性地集中于视觉系统（眼睛和大脑）。除玻璃体、角膜和巩膜外，几乎所有的眼球结构都含有叶黄素。其中，叶黄素浓度最高的部位是视网膜黄斑区，黄斑中心凹处叶黄素的浓度更是比眼其他部位高出近 100 倍。

（一）叶黄素的生理功能

1. 光吸收

黄斑区的叶黄素及其异构体大约可以吸收 40%~90%的入射蓝紫光，保护视网膜免受光损伤。

2. 防止氧化应激

活性氧可以和 DNA、蛋白质、脂类发生反应，进而引发动脉粥样硬化、眼底黄斑病等慢性病的发生。与所有类胡萝卜素一样，叶黄素及其异构体是有效的抗氧化剂，同时也可以通过光吸收作用间接减少氧化损伤。

3. 防止炎症发生

有证据表明,叶黄素可以防止炎症的发生。可能的机制包括防止氧化应激诱导的细胞因子增加、上调炎症相关基因的表达等。

(二)叶黄素真的可以预防近视吗

叶黄素及其异构体可能影响视觉任务的表现,具体包括改善视力(提高远视力)、减少眩光、增强暗适应等。但目前研究中,叶黄素对视力的影响还较为微弱,且暂无可靠的科学研究证实补充叶黄素确实可以预防近视和增进视力。想要预防近视,必须保持良好的用眼习惯。近视时眼的屈光状态已经发生改变,叶黄素无法逆转近视状态。未来仍需要更多的研究去验证叶黄素对视力的影响。

(三)叶黄素与哪些眼部疾病有关

1. 年龄相关性黄斑变性(AMD)

叶黄素及其异构体可以延缓 AMD 的发展。AMD 常见于 50 岁以上的中老年人,表现为进行性视力丧失。它的主要病因是:在饮食、环境和遗传等多种因素的相互作用下,视网膜出现氧化应激、炎症和光损伤。多项研究证实,叶黄素及其异构体可以通过吸收蓝紫光、减少 ROS 损伤和炎症来预防 AMD 的发生。同时大量流行病学证据支持,叶黄素及其异构体可显著降低晚期 AMD 的进展风险。

2. 白内障

有研究表明,叶黄素及其异构体可以防止晶状体浑浊、延缓白内障的发展。白内障是世界范围内致盲的首要因素,而氧化应激与白内障的发生密切相关。叶黄素及其异构体是晶状体中仅有的两种类胡萝卜素,可以减少氧化应激和外源光线对晶状体的损伤,延缓白内障发展。

3. 青光眼

青光眼常见于中老年和眼内压升高人群,它的发生涉及视网膜神经节细胞的轴突病变,这种损伤主要是通过氧化应激和炎症诱导的。叶黄素可以预防氧化应激,减少炎症的发生。同时存在于睫状体中的叶黄素及其异构体也可以保护小梁网免受氧化损伤,降低高眼压的风险。

4. 糖尿病视网膜病变

较低水平的黄斑色素密度可能增加糖尿病患者出现糖尿病性视网膜病变的风险。叶黄素可缓解糖尿病视网膜变性引起的氧化应激反应,起到保护视网膜血管内皮细胞、减轻视网膜损伤的效果。

(四)如何补充叶黄素

既然叶黄素这么重要,在日常生活中该如何补充呢?

叶黄素在甘蓝、菠菜、绿豌豆、莴苣等深绿色蔬菜和水果中含量最高。而在芒果、南瓜、木瓜、桃子、李子、柑橘等黄色/橙色水果、蔬菜中也存在叶黄素。此外蛋类和奶类中也含有少量叶黄素，而母乳则是婴幼儿叶黄素的主要来源。一般建议叶黄素的摄入量在 10 mg/天，最多不得超过 40 mg/天。过度服用叶黄素将给肝脏带来较大负担。正常人群参照中国居民膳食指南健康饮食，即可保证摄入充足的叶黄素，无须额外补充。特殊人群如中晚期 AMD 患者，可遵医嘱服用叶黄素补充剂。

三、运动与眼部健康的关系

有研究表明，运动有助于预防糖尿病性视网膜病变、青光眼、年龄相关性黄斑病变（AMD）、日光性视网膜损伤以及色素性视网膜炎等疾病。

大量研究表明，在正常情况下运动可改善眼部生理状态，包括降低眼内压、改善前房角及视盘大小（杯盘比）和瞳孔散大，此外还可影响视网膜电生理活动并改善眼部供血。

氧化应激被认为是导致年龄相关性视网膜病变病因之一，如青光眼和 AMD。研究认为，跑步机训练可通过减少氧化损伤而减缓视网膜衰老，游泳可保护视觉功能、减少细胞丢失并维持脑内正常水平神经营养因子（BDNF）和年龄相关性视网膜损伤后的突触水平。

视网膜神经节细胞（RGCs）不可逆性损伤是青光眼的特征之一。青光眼的主要危险因素为眼内压过高直接导致的神经元损伤。眼压升高不仅能压迫视神经，还可阻碍血液供应。而运动则可显著降低短期内的高眼压以及长期眼内压基线，从而发挥保护 RGCs 的作用，不过目前为止尚缺乏直接证据加以证明。

AMD 是世界范围内主要致盲性眼病之一，特别是对于 60 岁以上人群。AMD 的特点是视网膜色素上皮（RPE）功能障碍和光感受器凋亡所导致的黄斑区退行性病变。流行病学调查发现，运动对早期 AMD 有保护作用，剧烈运动与女性 AMD 中期患者发病率呈反比。针对早中期 AMD 的前瞻性队列研究发现，运动与减缓 AMD 进展密切相关。

2019 年北京眼科研究调查发现，高水平运动量与糖尿病视网膜病变的发生率成反比。

四、运动也要做好眼部防护

虽然运动对眼睛大有益处，但是要注意选择合适的运动方式，在运动中做好眼部防护。

（一）不同运动项目可能对眼睛造成的意外伤害

运动可能会对眼睛造成一定的意外伤害，比如激烈的球类运动，包括足球、篮球或羽毛球，在临床上较为多见。由于球将眼睛击伤，造成眼部外伤，甚至双人球赛时，被队友的球拍打到眼睛，此时的力量较大，对眼睛的伤害也较重。部分运动虽然与身体没有接触，但也可能会对眼部健康产生影响，比如高台跳水会对视网膜产生冲击力，容易造成视网膜脱离，蹦极运动也会对眼睛产生潜在风险。但比较轻柔的运动，比如快步走、慢跑、游泳等，通常对眼睛健康的影响较小。

综上所述，患者需要根据个人情况进行选择，高度近视患者、眼部视网膜不太健康的患者要注意采用比较和缓的运动，不宜做对眼睛冲击力强或者震动过大的运动。普通人在进行激烈的运动时，比如球类运动，需要戴好防护镜，保护眼部，避免造成意外伤害。

（二）游泳时要怎样保护好眼睛

游泳是一项很好的体育运动，但在运动过程中要注意眼部卫生，保护眼睛。游泳池的水中有漂白粉（一种消毒剂），还有其他污染物，对眼睛有刺激性。对于江、河、湖等天然水来说，水质不消毒，污染严重，在这些水环境里游泳可以引起结膜炎症，游泳后经常出现眼睛发红、发涩，有异物感及分泌物等症状，同时也容易传播沙眼。游泳时怎样保护眼睛呢？

首先，严格禁止患眼部传染病的人到公共游泳场所游泳，要做到游泳前身体检查。

其次，尽量去水质好、污染少的游泳场所游泳。

再次，游泳时要把眼睛闭上，或戴游泳镜。

最后，游泳后及时用干净水冲洗，必要时滴眼药水。

（三）患视网膜脱离，运动要注意什么

由于不恰当的运动是导致视网膜脱离的原因之一，所以患有视网膜脱离的患者在运动方面需要多注意，尤其是注意选择适宜的运动方式。

视网膜脱离虽说经过积极治疗能取得较好的治疗效果，但在临床上仍要预防视网膜再次脱离。视网膜脱离术后的患者应该注意头部避免剧烈运动，不要用手揉眼。手术后半年内避免剧烈运动，避免干一些重体力活，不要高空作业；避免频繁低头、弯腰动作、咀嚼硬的食物；防止眼外伤，保护已恢复的视力，避免引起视网膜再次脱离。

运动可以选择一些轻度适量的项目，不要过度劳累，要让眼睛得到充足的休息，比如可以选择游泳、散步、瑜伽之类的运动，不可以做跑步、举重、打篮球等运动量大、可能对眼球产生震动的运动。